U0273343

主编◎张 备

开启

关乎现代人健康的十六个理念

健康新旅程

OPEN HEALTH ROUTE

中国中医药出版社
·北京·

图书在版编目（CIP）数据

开启健康新旅程：关乎现代人健康的十六个理念/张备主编 . —北京：
中国中医药出版社，2020.8（2021.2重印）

ISBN 978-7-5132-6291-0

Ⅰ.①开⋯ Ⅱ.①张⋯ Ⅲ.①健康教育 Ⅳ.①R193

中国版本图书馆 CIP 数据核字（2020）第 109725 号

中国中医药出版社出版

北京经济技术开发区科创十三街 31 号院二区 8 号楼
邮政编码 100176
传真 010-64405721
山东临沂新华印刷物流集团有限责任公司印刷
各地新华书店经销

开本 710×1000 1/16 印张 12.5 字数 217 千字
2020 年 8 月第 1 版 2021 年 2 月第 3 次印刷
书号 ISBN 978-7-5132-6291-0

定价 68.00 元
网址 www.cptcm.com

社 长 热 线 010-64405720
购 书 热 线 010-89535836
维 权 打 假 010-64405753

微信服务号 zgzyycbs
微商城网址 https：//kdt.im/LIdUGr
官方微博 http：//e.weibo.com/cptcm
天猫旗舰店网址 https：//zgzyycbs.tmall.com

如有印装质量问题请与本社出版部调换（010-64405510）

编 委 会

树立健康理念，提高健康水平（代序）

胡恒芳

在深圳经济特区这片热土上，不仅神奇地崛起了一座新城，创造了经济发展的奇迹，也贡献了无数体制、机制和观念、理念的创新成果。深圳市健康产业发展促进会在张备会长的倡导下，牵头组织知名专家学者，用心用情编就了这部《开启健康新旅程——关乎现代人健康的十六个理念》，献礼特区四十华诞，也献给热爱健康的人们！

读完书稿，我深切感受到，编写这部书既是一群热爱生活、关爱健康的专家们在粤港澳大湾区和中国特色社会主义先行示范区建设中的使命所然，也是新形势下人们健康理念发生新变化所需。

人的一生，从呱呱坠地的婴儿，到白发苍苍的老人，若儿童时苗壮成长，青年时学习优异，中年时事业有成，老年时不失智失能，还有乐有为，一生健康，一路平安，这既是家庭之福，也是民族之幸！

健康是一种责任。这种责任不只是对自己，还是对家庭、对社会，甚至关乎国家的发展和民族的振兴。

健康也是一种能力，包括劳动的能力、适应自然的能力、抵御疾病的能力等。健康力是一个人最硬核的能力，当一种疾病流行的时候，任何个人的专业能力、交际能力和经济能力，都不如健康重要。

只有实现健康理念的认知，才能确保健康行为的自觉。健康需要意志力，而为这种意志力提供不竭动力的，就是健康理念。健康理念一旦内化于心，人们就会自觉地学习健康知识，并持续、系统、科学地让自己健康起来。

看到这本书的人，注定与健康有缘。因为，真正领悟了这些健康理念后，

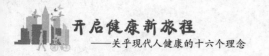
全新的健康旅程就已经开启！书中 16 个健康理念朗朗上口，清新亲切，人人都听得懂，记得住，做得到。

这些理念从专家的视角、理性的思考和科学的立场进行诠释。以宽阔而远大的视野，引导人们认识全民健康与全面小康，以及与人类命运共同体的关联；帮助人们认识健康水平与健康素养的关系；介绍与健康相关的运动健身、卫生、科学饮食等习惯；提醒人们千万不要忽视亚健康、慢病管理和疾病预防；引导人们成为自己的医生、保持乐观的心态，在关爱中激发生命的动能，营造属于自己的健康环境，重视全生命周期的点滴呵护；启发人们学习科技与健康的前沿知识；激励人们以健康的身体奋斗拼搏，创造美好人生。

健康不是一切，但没有健康就没有一切。健康是人生最大的财富。拥有健康身体，才能挑起工作和生活的重担，才能更好地为人民服务，同时享受美好生活。然而，"生活好了，病却多了"。近 30 年来，中国癌症发病率增加了 133%。如何在这样的现实面前做一个清醒明白的健康人，不能"无知地死"，防止"吃出的病"，就要从树立正确的健康理念开始。一个人只有身体好、事业兴，才算是真正的能人。没有好的身体，再好的风景都不属于自己，憧憬的事业永远只是美好的向往。一个人只要身体健康，勤奋踏实，无惧困难，不改初心，就会一切可期。

今天，中华民族再也不是那个用鸦片烟就能打倒的民族了，再也不是被列强嘲笑为"东亚病夫"的民族了。新中国成立前，人均预期寿命只有 35 岁，而今天，我国人均预期寿命已经提高到了 77 岁。在这一基础上，中国人民又瞄准促进生命健康高质量发展的新愿景，树立健康理念，提高健康水平，以矫健的步伐为实现中国梦挥洒汗水，携手奔向健康中国的美好明天！

2020 年 5 月

胡恒芳，曾任中国人民解放军驻香港部队首任宣传处处长，总政治部宣传部副师职干部，深圳市委政策研究室副主任、深圳市改革办公室副主任兼新闻发言人，《深圳特区报》总编辑。现任海王集团股份有限公司副总裁兼全药网科技有限公司执行总裁，国家品牌馆创新与发展理事会秘书长。

目录

没有全民健康，就没有全面小康

张凤楼

中国保健协会原理事长、中国卫生监督协会会长、中国质量协会副会长、中国中医科学院党委书记、深圳市健康产业发展促进会名誉会长，原中央纪委派驻卫生部纪检组组长及党组成员，十五届、十六届中央纪委委员。

2016 年在全国卫生与健康大会上，习近平总书记强调："没有全民健康，就没有全面小康。"要把人民健康放在优先发展的战略地位。提出五个重点，即普及健康生活、优化健康服务、完善健康保障、建设健康环境、发展健康产业，加快推进健康中国建设。其核心要义是努力全方位、全周期保障人民健康，为实现"两个一百年"奋斗目标、实现中华民族伟大复兴的中国梦打下坚实的健康基础。

一、深化医药卫生体制改革，不断提高人民群众健康获得感

党的十八大以来，以习近平同志为核心的党中央开启了健康中国建设新的征程，高度重视医药卫生体制改革，将卫生体制改革、医保体制改革和医药流通体制改革三项改革同步进行。保基本、强基层、建制度，改革步步深入，解决群众反映较强烈的"看病难，看病贵"问题。改革进入深水区，不仅涉及诸多体制机制问题，也涉及各级政府加大投入等一系列重大问题。

人人享受基本的医疗卫生服务是建设小康社会的重要内容，国家对卫生事业的投入逐年增加。《2018 年我国卫生健康事业发展统计公报》显示，2018 年卫生总费用 57998.3 亿元，占

GDP6.4%（其中政府支出占28.3%，社会支出占43.0%，个人支出占28.7%）。2009～2018年，全国卫生总费用年均增长14.2%，人均卫生费用达4148元。与此同时，个人卫生支出占比从10年前的37.5%降至28.7%。卫生支出与GDP的占比和个人卫生支出占比，虽然与发达国家相比还有较大差距，但随着经济发展，国家、社会的投入将逐步增加，个人支出将逐步减少。

加大基层医疗机构的投入和能力建设。2009～2018年，基层医疗卫生机构直接补助从292亿元增至1974亿元，年均增长23.7%。全国832个贫困县的1180个县级医院实现三级医院对口支援，92%的贫困人口在县城就能看上病。2009～2017年，全国每千人口病床数从3.3张增加到5.7张，每千人口执业医师从1.8人增加到2.4人，基本实现每个县有一到两所公立医院，乡乡有卫生院，村村有卫生室，合理布局优质医疗资源，让城乡共享医改成果。着力破解因病致贫、返贫问题，建档立卡，对农村贫困人口予以照顾倾斜，通过医疗救助制度减轻他们的经济负担。妇女儿童、老年人得到特殊照顾，全国所有县（市、区）普遍开展免费孕前优生健康检查，2018年孕产妇产前检查率96.6%，产后访视率93.8%，住院分娩率99.9%（市100.0%，县99.8%），为农村计划怀孕夫妇免费提供健康教育、健康检查、风险评估和咨询指导等孕前优生服务。2018年全国共为1131万名计划怀孕夫妇提供免费检查，孕产妇系统管理率达89.9%，目标人群覆盖率平均88.4%。筛查出的风险人群全部获得针对性的咨询指导和治疗转诊等服务，落实孕前预防措施，有效降低出生缺陷的发生风险。2018年，3岁以下儿童系统管理率达91.2%，妇女儿童的健康权益得到有效保护；推进老年健康服务项目，2018年，全国设有国家老年疾病临床医学研究中心6个，设有老年医学科的医疗卫生机构1519个，设有临终关怀（安宁疗护）科的医疗卫生机构276个，65岁以上老年人占住院总人数的29.2%，每年为其提供一次免费体检。《"十三五"健康老龄化规划》顺利实施。

衡量一个国家健康状况主要有三大指标：人均期望寿命、孕产妇死亡率、婴儿死亡率。新中国成立前人均期望寿命仅35岁、孕产妇死亡率1500/10万、婴儿死亡率200/1000。新中国成立后，妇幼健康事业焕然一新，健康水平不断提高，2018年孕产妇死亡率下降到18.3/10万、婴儿死亡率下降到6.1/1000、年人均期望寿命达到77岁，处于中高收入国家水平。《"健康中国2030"规划纲要》提出：到2030年，孕产妇死亡率降至12/10万、婴儿死亡率降至6/1000、人均期望寿命达到79岁，健康指标达到发达国家水平。

加强分级诊疗制度建设是改革的关键。对现有医疗服务模式、就医理念、就医秩序的深刻调整，是一项基础性、关联性、标志性的制度设计。长期以来我国优质卫生资源集中在城市，特别是大城市，有病去城市三级以上医院，成为多数人的选择，造成大医院"人满为患"，使其盲目扩张，基层医院、社区卫生服务中心萎缩，专业人才外流，服务质量难以"取信于民"，"吃不了""吃不饱"，加剧了"看病难，看病贵"，加重了患者负担。尽快建立和完善分级诊疗制度就是一个突破。要建立健全家庭医生签约服务制度，实现"小病在基层、大病到医院、康复回基层"的合理就医秩序。上下联动，开展远程医疗，把大医院技术传到基层，把大医院医生引到基层，为城乡居民提供立体化、连续性的健康管理和基本医疗服务。某种意义上说，分级诊疗制度建立并顺利实施之日，就是医改成功之时。《国务院办公厅关于推进分级诊疗制度建设的指导意见》提出，今年是分级诊疗政策体系逐步完善之年，进一步扩大试点范围，分级诊疗试点和家庭医生签约服务扩大到85%的城市，重点人群签约服务覆盖率达60%，同时，全面启动多种形式的医联体建设。《国务院办公厅关于推进医疗联合体建设和发展的指导意见》指出，三级以上公立医院全部参加医疗联合体建设，发挥引领作用。确保到2020年分级诊疗服务能力全面提升，保障机制逐步健全，布局合理、规模适当、层级优化、职责明晰、功能完善、富有效率的医疗服务体系基本构建。基层首诊、双向转诊、急慢分治、上下联动的分级诊疗模式逐步形成，基本建立符合国情的分级诊疗制度。我国各省市因地制宜，方案各有侧重，已经取得阶段性成果。分级诊疗是个系统工程，涉及医疗卫生、药品保障、医疗保险、健康保险、物价、财政支持、补偿机制、人事制度、分配制度、法人治理、职称评定，以及多部门协调、合作等问题，只有大家同心协力，改革才会见成效。建立分级诊疗制度，首先要培养合格的全科医生、家庭医生。加大基层机构就业学生的分配，不断满足数量需求，同时将学历教育与在职培训相结合，强化基层医疗机构人员规范化培训，相关人员有计划地到上一级机构进行系统化培训。其次建立符合医疗行业特点的人事薪酬制度，不断提高基层医务人员收入水平，及时解决职称待遇，使之安心工作。最后要发挥互联网优势，调动医疗教育资源的能动性，助推分级诊疗制度的落地与实施。

实行医疗、医保、医药三医联动是推进分级诊疗的关键路径，医联体建设也要助推分级医疗。经过多地试点，分级诊疗政策体系逐步完善，医疗机构分工协作机制正在形成，基层医疗卫生人才队伍建设得到加强，医疗资源利用效率和整体效益明显提高。可以说，在分级诊疗制度逐步推进的大好趋势下，促使分级诊疗落地。

二、全面落实《"健康中国 2030"规划纲要》，推进健康中国建设

2016 年 10 月，党中央国务院印发了《"健康中国 2030"规划纲要》（以下简称《规划纲要》）提出了健康中国建设目标和任务，这是推进健康中国建设的行动纲领。《规划纲要》坚持以人民为中心的发展思想，坚持正确的卫生与健康工作方针，坚持健康优先、改革创新、科学发展、公平公正的原则，以提高人民健康水平为核心，从广泛的健康影响因素入手，落实习近平总书记提出的推进健康中国建设的五个重点，大幅度提高健康水平，显著改善健康公平。一要坚持预防为主，推行健康文明的生活方式，营造绿色安全的健康环境，减少疾病发生。二要调整优化健康服务体系，强化早诊断、早治疗、早康复，更好地满足人民群众健康需求。三要坚持共建共享、全民健康，坚持政府主导，动员全社会参与，突出解决好妇女儿童、老年人、残疾人、流动人口、低收入人群等重点人群的健康问题。在此基础上发展健康产业，满足不同层次群众的健康需求。具体目标是：2020 年健康产业总体规模超过 8 万亿元，2030 年达到 16 万亿元，成为国民经济的支柱产业。

为了落实《规划纲要》，国家陆续印发了几个重要文件。

一是根据慢病高发的状况，2017 年国务院办公厅印发了《中国防控慢病中长期规划（2017—2025）》（以下简称《规划》），部署未来 15 年慢病防控工作，降低疾病负担，提高居民健康期望寿命。慢病占疾病总死亡的 88%，占疾病总负担的 70%。《规划》以降低重大慢病过早死亡为核心目标，到 2020~2025 年力争 40~70 岁人群因心脑血管疾病、癌症、慢阻肺、糖尿病导致的过早死亡较 2015 年分别降低 10% 和 20%，并提出 16 项具体指标。

二是根据国民营养状况，印发了《国民营养计划（2017—2030）》（以下简称《计划》）。我国每 10 年发布一份居民营养状况报告，《中国居民营养与慢病状况（2015）》显示，"膳食能量供给充足，体格发育与营养状况总体改善"。但不健康的生活方式比较突出，我国吸烟人数超过 3 亿，成人每年人均酒精摄入量 3 升，超 80% 的人不经常参加运动，高盐、高脂、高糖、不健康饮食和生活方式是慢病发生、发展的主要危险因素。《计划》还显示，营养过剩与营养不良并存，营养过剩是主要的。成人中，超重 30.1%、肥胖 11.9%、高血压 25.2%、糖尿病 9.7%、慢阻肺（40 岁以上）9.9%；癌症发病率为 235/10 万，死亡率 144.3/10 万；6~12 岁儿童和青少年超重与肥胖率分别为 9.6% 和 6.4%。成人贫血率为 6.0%、6~11 岁儿童和孕妇贫血率分别为 5.0% 和 17.2%；儿童和青少年生长迟缓和消瘦率分别为 3.2% 和 9.0%。营养是人生长发育健康的基础，针对居民营养和生活习惯存在的问题，部署了六大专项行动，覆盖全人群。包

括生命 1000 天营养健康行动、学生营养改善行动、老年人群营养改善行动、临床营养行动、贫困地区营养干预行动、吃动平衡行动。为落实《计划》，卫生健康委制定《老年人营养不良风险评估》《人群维生素 A 缺乏筛查方法》《学生营养指南》《肿瘤患者主观整体营养评估》《老年人膳食指南》《慢性肾病患者膳食指南》《脑卒中患者膳食指南》《恶性肿瘤患者膳食指南》《高尿酸血症与痛风患者膳食指导》9 项营养专业卫生标准。既对普通人群和临床相关疾病患者提供科学合理的饮食指导，也为人群可能存在的营养不良或某些营养缺乏提供评估和筛查手段。居民通过科学营养、精确营养、智慧营养不断提高健康水平。

三是为落实十九大实施健康中国战略的重大决策部署，加快推进从"以治病为中心"转变为"以人民健康为中心"，动员全社会落实"预防为主"方针，实施健康中国行动。国务院 2019 年印发了 13 号文，即《国务院关于实施健康中国行动的意见》，国家层面成立了健康中国行动委员会，印发了《健康中国行动（2019—2030）》，国务院办公厅印发了《健康中国行动组织实施和考核方案》，成立了健康中国行动推进委员会，行动之快，任务之重，要求之严前所未有。

15 个行动，针对性极强，概括起来有健康知识普及行动、合理膳食行动、全民健身行动、控烟行动、心理健康促进行动、健康环境促进行动、妇幼健康促进行动、中小学健康促进行动、职业健康保护行动、老年健康促进行动、心脑血管疾病防治行动、癌症防治行动、慢性呼吸系统疾病防治行动、糖尿病防治行动、传染病及地方病防治行动、全方位干预健康影响因素、维护全生命周期健康、防控重大疾病。每个人都要从我做起，树立自己才是健康第一责任人的观念。

三、发展健康产业，满足不同群众的健康需求

什么是健康产业？健康产业是指以医疗卫生和生物技术、生命科学为基础，以维护、改善和促进人民群众健康为目的，为社会公众提供与健康直接或密切相关的产品（货物和服务）的生产集合。它包括了医疗卫生服务、健康事务、健康环境管理与科研技术服务、健康人才教育与健康知识普及、健康促进服务、健康保障与金融服务、智慧健康技术服务、药品及其他健康产品流通服务，其他与健康相关服务、药品制造、医疗仪器设备及器械制造、健康用品、器材与智能设备制造、医疗卫生机构设施建设、中药材种植与养殖和采集 13 大类 1000 多小类。涉及面广，产业链长。

李克强总理强调，要顺势而为促进五大融合，培育和发展五大产业。一要促进医疗与养老融合，发展健康养老产业。二要促进医疗与旅游融合，发

展健康旅游业。三要促进互联网与健康融合，发展智慧健康产业。四要促进体育与健康生活方式融合，发展健身休闲运动产业。五要促进食品与健康融合，发展健康食品产业。由此提出以下四点设想。

第一，大力发展老龄服务业及其相关产业。十九大报告指出："积极应对老龄化，构建养老、孝老、敬老政策体系和社会环境，加快老龄事业和产业发展。"老龄服务业及其相关产业，已经纳入"十三五"规划纲要，是建设健康中国的重要内容。到2018年底，我国60岁以上老年人口达2.5亿，占总人口的17.9%，65岁以上老年人口达1.66亿，占总人口的11.9%，其中失能、失智者约4000万人，占老年人口的18.3%。空巢老人占老年人口的51.3%。预计到2050年，老年人口达4.8亿，比美、英、德总人口还多。养老服务业涉及长期照料、医疗康复、居家支持、精神慰藉，乃至饮食服装、营养保健、休闲旅游、康养、文化传媒、金融地产等，消费市场巨大。国家正在打造以居家养老为基础、社区养老为依托、机构养老为补充、医养结合的服务体系，把服务亿万老年人的"夕阳红"事业打造成蓬勃发展的朝阳产业，促进养老事业与养老产业协调发展。要充分发挥社会力量的主体作用，创新体制机制，激发社会活力；充分发挥市场在资源配置中的作用，逐步使社会力量成为发展养老事业的主体；并在投融资政策、土地供应政策、税费优惠政策、补贴优惠政策等方面鼓励社会力量、社会资本积极参与。

第二，大力发展中医药养生保健服务业。十九大报告指出："坚持中西医并重，传承中医药事业。"中医药要"适应现代化社会、对接产业化的要求、迎接国际化的挑战"，习近平总书记致中国中医科学院成立60周年贺信中强调："中医药学是中国古代科学的瑰宝，也是打开中华文明宝库的钥匙。当前，中医药振兴发展迎来天时、地利、人和的大好时机……切实把中医药这一祖先留给我们的宝贵财富继承好、发展好、利用好。"总书记的贺信极大地推动了中医药科技创新。国务院关于《中医药发展战略规划纲要（2016—2030）》，对发展中医药做出了全面规划。近期，中共中央国务院《关于促进中医药传承创新发展的意见》明确指出，用3年的时间，筛选50个中医诊疗优势病种和100个疗效独特的中医药品种，针对心脑血管、糖尿病等慢病和伤残病，推广一批中医康复方案，聚焦癌症、心脑血管、糖尿病、感染性疾病、老年痴呆和抗生素耐药性等开展中医药攻关，多学科融合，到2022年形成并推广50个左右中西医结合方案，建立一系列中医非药物干预措施。大力发展中医药服务业，充分利用生物、仿生、智能等现代科学技术研发一批保健食品、保健用品、保健器材，加快中医治未病技术体系与产业体系建设。中医药是我国独特的卫生资源、潜力巨大的经济资源、具有原创性的科技资源、优秀的文化资源和重要的生态资源，大力发展中医药养生保健服务和支撑产业是国家既定方针。

第三，发展保健食品产业。对于保健食品，世界上没有统一的名称，但每个国家都有适合本国的法律法规对其进行监管。如美国"膳食补充剂"实行报备制，相继颁布《营养标签与教育法》《膳食补充剂健康教育法》等，对健康声称、营养素含量声称、功能声称做出了规范。保健食品在我国起步较晚，始于20世纪80年代中期。1987年卫生部根据《药品管理法》印发了《中药保健药品的管理规定》，1995年《中华人民共和国食品卫生法》首次以法律形式确立了保健食品的法律地位。从"卫药健字"到"卫食健字"，明确了保健食品的法律定义。新修订的《食品安全法》仍将保健食品纳入调整范围。从卫生部到国家食品药品监督管理总局再到国家市场监督管理总局，经过几十年的努力，我国保健食品已经构建了一个比较完整的法律、法规、规章体系。2013年国家食品药品监督管理局开展了全国打击保健食品"四非"专项行动，2019年又开展了整治保健市场"百日行动"，进一步规范了市场。至今，保健食品企业已达2365家，经营企业120万家，从业人员600多万，产值近4000亿元。实践证明，保健食品产业对于调整产业结构、拉动内需、扩大就业、增加税收、改善人民体质、减少医疗费用开支、促进国民经济可持续发展等方面发挥着不可替代的作用。要从体制上、机制上、政策上支持保健食品产业的发展，惠及百姓健康。

第四，推进创新型新兴产业发展。干细胞和再生医学已经成为我国的创新产业，在国家层面相继出台了一系列政策，国务院印发了《国家中长期科学技术发展规划纲要（2006—2020）》《关于加快培育和发展战略性新兴产业的决定》《"十三五"国家战略性新兴产业发展规划》，都将生物产业、干细胞、再生医学作为重点领域加快发展。各省、市、自治区的健康产业发展规划都强调将干细胞技术与产品的研发作为重点。

发展大健康产业，要综合施策，多策并举，努力把健康产业培育成国民经济的重要支柱产业。第一，要以创新引领健康产业发展。加大对医疗前沿研究领域的支持，消除体制机制障碍，催生更多健康产业新业态、新模式。第二，要以改革开放推动健康产业发展。深化简政放权、放管结合、优化服务改革，激发市场活力和社会创造力。加强事中事后监管。建设健康信息化服务体系。扩大健康领域对外开放。第三，要以政策支持健康产业发展。研究制定有利于健康产业发展的土地、税收、优惠政策，中央和地方财政要建立健全稳定可持续的卫生与健康投入机制，引导金融机构加大贷款、债券等金融支持，努力把健康产业培育成国民经济的支柱产业。

健康素养决定健康水平

韩铁光

深圳市健康教育与促进中心主任兼书记，全国健康教育先锋人物，国家卫生健康委健康素养优秀巡讲专家，广东省科普作家，医务人员科普技能"4S"培训创始人，体医融合及运动处方专家。

影响健康的因素很多，也很复杂，但健康素养是决定健康水平的最重要因素，这是不争的事实。

我国政府对民众的健康素养非常重视。2015年12月30日，国家卫生计生委员会（现称国家卫生健康委员会，以下简称国家卫生健康委）办公厅印发了《中国公民健康素养——基本知识与技能（2015年版）》（以下简称《健康素养66条》），提出了现阶段我国城乡居民应该具备的基本健康知识和理念、健康生活方式与行为、健康基本技能，这是各级卫生部门、医疗卫生专业机构、社会机构、大众媒体等向公众进行健康教育和开展健康传播的重要依据。2019年，国家卫生健康委继续在31个省（自治区、直辖市）336个县区级监测点开展全国居民健康素养监测。结果显示，我国居民健康素养总体水平继续稳步提升，2019年达到19.17%，比2018年提升2.11个百分点。根据《国务院关于实施健康中国行动的意见》，我国将实施健康知识普及行动，目标是到2022年和2030年，全国居民健康素养水平分别不低于22%和30%。

然而，有不少人可能还不知道什么是健康素养。那么，什么是健康素养呢？

健康素养，就是指一个人有能力获取和理解基本的健康信息和服务，并做出正确的判断和决定，以主动维持并促进自己的健康。

根据健康素养的定义可以看出，健康素养其实是指一种能力，一种当我们遇到健康问题的时候，能够运用我们所掌握的健康知识和技能去应对并解决健康问题的能力。目前，主要从三个方面来考察一个人是否具备了健康素养：第一，是否具备了基本的健康知识和理念；第二，是否养成了健康的生活方式与行为；第三，是否具备了维护和促进健康的基本技能。

健康素养内容丰富，包括基本知识和理念素养、基本技能素养、基本医疗素养、慢性病防治素养、传染病防治素养等。看起来好像有点复杂，其实不然。2015 年国家卫生健康委办公厅印发的《健康素养 66 条》，将人们生活中经常遇到的健康与保健问题总结为 66 条，成为一本科学、实用的健康指导手册。

一、掌握健康知识和理念，树立科学健康观

《健康素养 66 条》是人们关注健康最基本的要求，但每一条都有深刻的含义和基本的要求。

《健康素养 66 条》第 1 条：健康不仅仅是没有疾病或虚弱，而是身体、心理和社会适应的完好状态。

这是关于健康的基本定义和要求，是按照联合国世界卫生组织对"健康"的定义与要求提出来的，是一种世界性的健康理念与健康要求。

1989 年，联合国世界卫生组织对"健康"作了这样的定义：健康不仅是没有疾病，而且包括躯体健康、心理健康、社会适应良好和道德健康。

世界卫生组织给"健康"下的定义和《健康素养 66 条》第 1 条对健康的理解都强调健康不仅是身体健康，还包括心理健康，能够适应社会的发展。

当今社会，竞争日益激烈，工作节奏加快，我们越来越多地听到这样的事例，有的人平时看上去身体挺好的，突然就死了，甚至是很多年轻人死于过劳，令人心痛与惋惜。过劳死是由于长期过度劳累、过分紧张、焦虑和冲动等心理因素而促发急性心血管事件引起的猝死。有些人长期处于高度紧张、焦虑的巨大压力之下，睡眠严重不足，且缓解无望；更有些人健康素养严重缺乏，健康维护意识淡漠，本来工作压力巨大，有点闲暇也不会正确休息及调整，把本来就处于亚健康状态的身体进一步推向过劳死的边缘。

过劳死在白领人群中发生率较高，使得过劳死现象更加引人关注。美国一项调查发现，在 1576 位高级经理中，有 70% 受到压力过大的困扰，其中 27% 甚至出现心理衰竭（指身体、情绪和心理处于消耗殆尽的状态），反映出

过劳死的发生与社会环境及个人心理适应能力、承受及调节能力等多种因素有关。

过劳死的发生是机体对各种压力的强烈应激反应，这种反应会引起严重心律失常，易诱发心肌梗死及猝死，即使以前没有器质性心脏病的正常人，在这种强烈的应激反应中也会引起猝死。因此，学会平衡事业与健康的关系及提高健康维护能力，就显得尤为重要。

科学研究发现，正常情况下，人体的各个器官、系统处于动态平衡状态，这有赖于机体调节系统的高效运作，也就是说机体具有与生俱来的自身稳定功能，能对来自自然、社会及个人自身的各种刺激做出适当的反应以维持身体平衡。例如体内的水和无机盐平衡，使我们血中的各种离子，如血钠、血钾、血钙等保持在正常范围内；体内的酸碱平衡，使我们的血液 pH 保持在 7.35~7.45 的弱碱性范围内；体温维持相对恒定；心率呼吸随活动而变化，活动结束后再回到平衡状态。

维护机体平衡的因素还有很多，心理因素对维护心理平衡也发挥着重要作用。心理因素可以导致身体机能出现问题，身体的问题也会引起心理和情绪上的变化，因此，心理平衡和身体平衡一样，对一个人的整体健康有重要影响，必须细心呵护。一旦身体或心理平衡被打破，时间一长或破坏平衡的因素过强，疾病就会随之而来。

防止过劳死，有如下几点要引起高度重视。

一是学会平衡事业与健康的关系。追求事业成功及成就感无可厚非，而且应予以支持与鼓励，否则，社会也不会进步，人生价值也无从体现。但人生之路毕竟漫长，有健康才有一切，没有健康，一切归零，身体要好好维护，不能出现"事业很成功，但人没了"的人生惨剧。不要给自己定过高的要求和目标，以免加重心理负担；有的时候，要学会对过分的工作压力说不，当然，用人单位领导也应关爱员工健康，不能为了追求利益罔顾员工健康。

二是要学会树立健康工作观念，学会抽空休息和主动调整。坐一两个小时要起来活动身体，比如做做操、原地跑步或做舒展运动等，减少熬夜加班，尽量保证充足睡眠。

三是养成健康生活方式，学习和掌握适合自己的减压方法。饮食要合理，多吃优质蛋白和青菜水果，保持正常体重；尽量每天抽空运动，健走或慢跑是最好的选择。近年来流行的"双鞋运动"（就是走路上班，包里放着上班的服装和鞋子）也是个不错的选择。多运动，好的状态能够提高工作效率和抗压能力，也就间接舒缓了工作压力。

四是注意过劳死的一些先兆表现，一旦发现，要及时做好压力调整。如出现脱发、斑秃、早秃及大量白发等现象，这都是工作压力大、精神紧张的表现。另外，性欲淡漠、记忆力下降、注意力集中困难、入睡困难、情绪控制困难、烦躁易怒等，都是过度劳累的表现，出现这些症状就该好好休息和保养。

总之，学会平衡事业与健康的关系，不让事业与健康成为"敌人"，我们可以做到事业与健康双丰收的。

《健康素养66条》第26条：健康生活方式主要包括合理膳食、适量运动、戒烟限酒、心理平衡四个方面。

1. 合理膳食　合理膳食指能提供全面、均衡营养的膳食。食物多样，才能满足人体各种营养需求，达到合理营养，促进健康的目的。卫生部发布的《中国居民膳食指南》为合理膳食提供了权威的指导。《健康素养66条》也提到，膳食应当以谷类为主，多吃蔬菜、水果和薯类，注意荤素、粗细搭配；提倡每天食用奶类、豆类及其制品；建议膳食要清淡，要少油、少盐、少糖，食用合格碘盐。

2. 适量运动　适量运动指运动方式和运动量适合个人的身体状况，动则有益，贵在坚持。运动应适度量力，选择适合自己的运动方式、强度和运动量。成年人每日应当进行6~10千步当量的身体活动，健康人可以根据运动时的心率来控制运动强度，一般应达到每分钟150~170（次）−年龄为宜，每周至少运动3次，以保持正常体重，避免超重与肥胖。

3. 戒烟限酒　戒烟限酒要求有很强的控制力。吸烟和二手烟暴露会导致癌症、心血管疾病、呼吸系统疾病等多种疾病，因此戒烟越早越好，任何时候戒烟对身体都有好处，都能够改善生活质量。吸烟的人，不论吸烟多久，都应该戒烟。而市场上标识的"低焦油卷烟""中草药卷烟"不能降低吸烟带来的危害。有戒烟需求者可到戒烟门诊获得专业戒烟服务。至于过量饮酒，也会增加患某些疾病的风险，并可导致交通事故及暴力事件的增加。建议成年男性一天饮用的酒精量不超过25克，女性不超过15克。

4. 心理平衡　心理平衡指一种良好的心理状态，即能够恰当地评价自己，应对日常生活中的压力，有效率地工作和学习，对家庭和社会有所贡献的良好状态。乐观、开朗、豁达的生活态度，将目标定在自己能力所及的范围内，建立良好的人际关系，积极参加社会活动等均有助于个体保持自身的心理平衡状态。

《健康素养66条》第10条：艾滋病、乙肝和丙肝通过血液、性接触和母婴三种途径传播，日常生活和工作接触不会传播。

事实上,《健康素养 66 条》的要求都非常具体,对我们树立科学健康观有很直接的帮助。如现实生活中,一些传染病,如艾滋病、肝炎等患者受到人们的歧视和孤立。我们也听说过,有的单位拒绝招收肝炎患者,艾滋病患者更是很少有公开的,因为艾滋病至今仍被认为是一种绝症,其传染性也导致艾滋病患者在社会上受到严重歧视和孤立。

人们之所以不敢和艾滋病、肝炎患者接触,就是怕自己也被传染,这完全能够理解。其实艾滋病、乙肝和丙肝等疾病虽然会传染,但是日常生活和工作中的接触并没有风险,特别要防范的是通过血液、性接触和母婴三种途径传播。

性是人类和动物的基本生理需要之一,也是人类繁衍的重要手段。然而,人们在享受性爱欢愉的同时,需要避开艾滋病等传染病的风险。

艾滋病,也叫获得性免疫缺陷综合征(AIDS),是由人免疫缺陷病毒(HIV)引起的传染病,此病虽发病缓慢,但传播迅速、病死率高,且缺乏有效的治疗措施和预防手段。2015 年 12 月 1 日,为全球第 28 个世界艾滋病日,中国疾控中心公布了一组数据,全国目前共计有存活的艾滋病感染者和患者 57.5 万,死亡 17.7 万;1~10 月报告的 9.7 万病例,异性性接触染病者占 66.6%,男性同性性行为传播占 27.2%;与此同时,青年学生艾滋病疫情增长较快,1~10 月报告 2662 病例,比 2014 年同期增长 27.8%。这些数据说明,我国当前"抗艾""防艾"形势十分严竣,尤其要加大对青年学生防艾宣传。

了解艾滋病的传播途径并多加注意,远离感染风险,是预防艾滋病的最好办法。

首先,艾滋病感染者有两个阶段,一是窗口期感染者,这部分感染者已经感染了病毒,血清病毒已呈阳性,但没有症状,HIV 抗体尚未出现(抗体要在感染后过一段时间才能出现)。另一类就是已经出现了相关症状的 HIV 感染者和患者。因此,要洁身自好,不要轻易和人发生性行为,特别是无保护性行为。

艾滋病最主要的传播途径就是性接触。HIV 病毒存在于血液、精液、阴道分泌物、唾液、眼泪、乳汁等体液中,不戴安全套极易感染,男男同性性行为因利用肛门直肠作为非常规性交通道,故更易中招。此外,艾滋病毒也可以经血和血制品传播,输入含有病毒的血液和血制品、医疗介入性治疗、接受 HIV 感染的器官移植、人工授精、医务人员被污染的针头刺伤等均可感染。还有吸毒者共用针具,也是感染艾滋病的重要途径。最令人心痛的是,感染 HIV 的孕妇可经胎盘将病毒传给胎儿,也可经产道及产后血性分泌物或哺乳传给婴儿。目前认为，HIV 阳性孕妇有 11%～60% 的可能发生母婴传播。无辜的孩子生下来就感染艾滋病，父母该是多么懊悔啊！

对于艾滋病，有些人容易中招，被称为易感人群。研究发现，15～49 岁发病者占 80%。性乱者、男男同性恋者、静脉药物依赖者、血友病、多次输血或血制品者是本病高危人群。

得了艾滋病，并不是马上就表现出症状，此病潜伏期平均 9 年，短的数月，长的可达 15 年。因此，当时没事不等于以后真的没事。

艾滋病发作分三期：急性期、无症状期和艾滋病期。急性期一般在初次感染后的 2～4 周，出现轻微症状，常见发热，可伴有全身不适、头痛、盗汗、恶心、呕吐、腹泻、咽痛、关节痛、皮疹、淋巴结肿大、神经系统症状等，此期血中可查出抗原，但查不出抗体。无症状期可持续 6～8 年，此期病毒在不断复制，有传染性，因无症状，对周围人危害更大。艾滋病期，会出现艾滋病相关症状和各种机会性感染及肿瘤。机会性感染就是条件致病菌引起的感染，这些细菌在正常人体内不致病，当人体免疫功能低下时才引起感染。肿瘤可以是恶性淋巴瘤及卡波西肉瘤等。进入此期的患者，如不进行抗病毒治疗，病死率很高，平均存活期 12～18 个月。

艾滋病目前没有有效的治疗方法，但因为其传播途径十分清晰，所以防范就非常重要了。性爱生活中，使用安全套就非常必要。

《健康素养 66 条》第 14 条：家养犬、猫应当接种兽用狂犬病疫苗；人被犬、猫抓伤、咬伤后，应当立即冲洗伤口，并尽快注射抗狂犬病免疫球蛋白（或血清）和人用狂犬病疫苗。

城市由于人口集中，防范传染病是一项重要的健康技能。城市中不少人都有养宠物的爱好，却不知宠物也可能传染疾病。

很多人养宠物过程中，都有被犬、猫抓伤、咬伤的经历。被宠物抓伤或咬伤了，有的人以为是小事，并不在意，也不处理，有的人则过于害怕，怕得狂犬病等。正确的处理办法又是什么呢？

《健康素养 66 条》第 14 条讲得很清楚，人被犬、猫抓伤、咬伤后不能轻视，要及时处理，还需要尽快注射相关疫苗。

总之，健康素养要求并不是一句空话，《健康素养 66 条》也很具体，学习掌握健康基本知识和理念，树立科学健康观，是我们战胜疾病、保障健康的重要思想基础。

二、要将健康理念融入生活并付诸行动

健康知识是需要学习的，但掌握了健康知识并不等于拥有了健康。

一般都会认为，医生是学医的人，对人体的结构和功能一清二楚，甚至对吃进去的食物是如何经过各种复杂的生理、生物化学变化，最后变成渣滓排出体外的全过程都能了如指掌，对于各种疾病的发病机制、病理过程也自是了然于心。而且，医生整天与各种患者接触，生病的痛苦耳濡目染，按理说医生是最该懂养生之道的人，也是最该把健康和生命当回事的专家，但实际上，专业机构调查数据吓你一跳，医务人员健康状况很不乐观，他们所患的疾病种类与普通市民并无二致，高血压、糖尿病、肥胖、脂肪肝、痛风、颈椎病等也是医生的常见病。

由此看来，懂得健康并不等于就会维护和拥有健康，健康的维护需要将理论融入实践、将理念注入生活与行动之中，懂点健康知识，懂点健康维护之道，而且还要经常去实践，养成健康的生活方式，才能保障健康。

（一）学会看病

日常生活中，如果我们能把掌握的健康知识，有意识、有目的地和生活相结合，大大有利于健康管理与疾病防治。

去医院就要挂号看医生，医生会问这问那，这叫问诊，然后医生会动手为你检查，查完后如有必要还会开出检查单、化验单，以进一步明确诊断，最后医生会综合你的各种资料做出诊断，再根据你的病情决定是否住院治疗，或仅需门诊治病，或者根本不需要治疗。这期间，如果没有患者的积极主动、富有成效的配合，医生很难迅速准确地做出诊断并及时制定有效的治疗方案。特别是儿科医生，由于小孩不会讲话，或说不出哪里不舒服，或检查时不配合，儿科医生要把病看好，需要点功力。因此，无论是大人生病，还是小孩偶恙，都需要平时懂点就医看病的基本常识，这会让医生的工作事半功倍，让本来就不多的就诊时间更有效率。另一方面，对医学常识有所了解，会比较容易听懂医生的解释，会对自己的病情多些把握，这不仅有助于医患沟通，更有助于患者对治疗方案的合理选择，无疑也会有助于患者疾病的尽快康复。

面对医生，叙述病史有技巧，可清晰全面助诊助疗。患者面对医生叙述自己的病情和发病经过，一般有如下要点：一是主诉，就是你到医院就医最主要的痛苦或最明显的症状是什么，多长时间，比如可以说，肚子痛三天，发热一天，这就是一个非常清晰的主诉；二是现病史，就是患病后的全过程，包括怎么起病的、什么时候开始的，有什么特点和变化、原因是什么、有没有诱发因素、有无伴发症状、病后到哪里看过、做过什么检查及有没有治疗等。要说清楚这些，就医前本人或亲属可做下梳理，这样向医生叙述时会有层次。以前有过什么病及其他与疾病有关的个人情况也应配合医生回答，同时需带齐近期体检或就医资料。

生病是件痛苦且烦恼的事，科学就医，及时就诊，还要遵医嘱治疗，理性对待诊疗结果。患者有义务及时到正规医院就诊并积极配合治疗，遵守医院的规章制度，尊重医务人员的劳动，按照医生的治疗方案，积极发挥自身的主观能动性，以期和医务人员共同努力使自己尽快恢复健康。

在就医过程中，医生和患者都有各自的权利和义务。患者拥有基本医疗权、疾病认知权、知情同意权、保护隐私权、监督医疗权、免除一定社会责任权及要求赔偿权等权利，其中，要求赔偿权的实现，必须是经过医疗事故鉴定，确定为医疗事故，方可经法定途径寻求法律支持。任何违反社会公德，扰乱医疗正常工作秩序，用暴力手段发泄不满或寻求赔偿，甚至伤医害医者，均是对人类文明和高尚医学事业的粗暴蹂躏和践踏，应该受到法律严惩。患者同时也要履行患者义务，如保持和恢复健康的义务、积极配合诊疗的义务、承担医疗费用的义务、支持医学科研和医学生培养的义务等。患者积极履行义务，不仅有利于自己疾病得到及时诊治，维护自己的健康利益，而且有利于医生行使权利，提高医疗质量。

患者要理解医学的局限性，医患相互信任才能共同抗病。医学是高科技、高风险的技术，医疗的每一个环节都存在复杂性和多变性，医学科技虽迅猛发展，但仍有太多的疑难问题没有解决，即使在医学高度发达的国家，也仍有相当一部分疾病诊断困难，治愈无望，且存在较高的误诊率；即使是常见病、多发病，也会由于人的个体差异而有不同表现，并可能出现不同的治疗效果，因此，任何一家医院任何医生都不能包治百病。在就医过程中，患者及家属要对这些有所了解，要相信，医生都希望药到病除，希望患者尽快康复，不可仅凭对医学的一知半解或道听途说，就主观臆断医务人员诊治有过错；更不可隐瞒病史，不信任医生，不遵从医嘱，如此只会对病情康复不利。当然，医生也应清醒认识医学的局限性，不能把话说得太满，如最后效果不理想易引发患者不满。

另一方面，医生应加强医德修养，为患者服务。患者是医疗服务的对象，其权利实现受医务人员的道德水平、医疗卫生体制、医学科技发展水平等诸多因素限制和制约，虽然患者提高求医问药的技巧大有必要，但毕竟在整个医患关系中，医务人员处于主导地位，因此，医生应加强医德修养，加强终生学习，提高医疗技术水平及医患沟通技巧，患者可以不会讲，但医生要会问，患者可能没想问，但医生要主动解释，医生必须深切同情患者的痛苦，无论患者的病情在医生看来是小病还是重病，都要注意沟通技巧，对于看惯

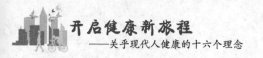

重患和死亡的医生来讲，患者的小问题可能确实不足为怪，但对患者来讲却可能是天大的事，如果医生不能理解这一点，医患沟通就会出现偏差，或埋下不和谐的隐患。

（二）掌握自我治疗、预防的小方法

在日常生活中，懂一些常见病的预防与处置知识，有利于保障家人健康。

1. 儿童发热

发热是小孩子常遇到的问题。小孩发热，家长往往焦虑担心，手足无措，无从应对。无论白天黑夜，一发热就往医院跑，反而可能导致交叉感染。家长如果掌握一些知识和技能，在小孩发热时，则可冷静判断，适当自我处理，不仅可以免去大人、孩子的奔波劳顿，让孩子得到及时处置，还可以减少医生的工作量，让医生把精力放在更复杂、更严重的病患身上。这种对于疾病的简单自我诊断和初步处理，就是一种自我保健技能，也是健康素养中医疗素养的体现。

关于小儿发热，我们需要掌握一些基本常识。小儿正常体温会比成人稍高，而且昼夜体温波动较大，但波动范围不能超过1℃。正常小儿腋下体温为36~37℃，超过37.3℃，可认为发热。一般37.3~38℃为低热，38.1~39℃为中等发热，39.1~40.4℃为高热，40.5℃以上为超高热。每个人的正常体温略有差异，儿童体温受体内或体外各种因素影响而升高。

小孩发热，一定要降温吗？首先要鉴别是生理性发热，还是病理性发热。前者就是正常发热，吃饭、哭闹、剧烈运动、穿衣太厚、室温过高、环境温度过高、情绪波动等都会引起体温暂时性升高。生理性体温升高，一般体温不会超过37.3℃，而且持续时间短，小孩精神好、吃饭好，也没有其他异常症状。对此可不予退热处理，解开衣领，降低室温，让小孩安静，体温很快会恢复正常。病理性发热是由疾病造成的，需要弄清是什么原因引起的。即使是由病引起的发热，也不一定要吃退热药，更不一定非要急急忙忙往医院跑。只要发热不太高，小孩精神状态好，就不必急于退热。

还有，小儿体温越高，病就越重吗？人和哺乳类动物属于恒温动物，体内有完善的调控机制让体温保持相对恒定。发热是机体在内外环境变化时，通过调整产热和散热过程而保持体温相对恒定的一种反应。发热度数不代表病情轻重，只代表机体对疾病反应的轻重。发热度数高，说明机体反应强烈；发热度数低，说明机体反应稍弱。经常能看到这样的情况，小孩发热度数不高，但病情不轻；有些小孩热度很高，但玩耍如常。所以单纯从发热度数来

判断病情并不科学。

小儿发热抽搐怎么处理？有些孩子（常见于6个月到6岁之间的孩子）发热会出现高热惊厥，表现为突然肢体抖动、身体僵硬、抽搐、眼睛上翻。持续时间可能十几秒、几十秒，甚至几分钟。发生这种情况，家长首先要镇定，不要给孩子不必要的刺激，立即把他放在床上或地上，远离尖锐或质硬物品；保持呼吸道通畅，把头偏向一侧，口腔内有分泌物或呕吐物要及时清掉，以免误吸造成窒息；不要试图将任何东西伸进孩子口内；可试按人中、合谷等穴位，但不要太过用力；抽搐停止后送医院检查；对于以前有过发热抽搐经历的孩子，如有发热要及时降温。

给发热小孩降温，这里详细介绍一下酒精擦浴降温法。酒精擦浴要使用温度为32～34℃、浓度为25%～30%的医用酒精100～200mL，以离心方向擦拭四肢及背部。擦拭顺序为：颈外侧→上肢外侧→手背；侧胸→腋窝→上肢内侧→手掌；髂骨→下肢外侧→足背；腹股沟→下肢内侧→内踝；股下→腘窝→足跟。每段肢体擦拭1分钟。3岁以下小儿，有寒战、出汗及手脚凉者禁忌擦浴。全身擦浴时间不宜超过10分钟。禁忌擦拭心前区（可引起心率减慢或心律失常）、腹部（可引起腹泻）、后颈部、足心部位（可引起一过性冠状动脉收缩）。

如果小孩出现下列情况，需立即送医院诊断处理：3个月以下小孩；小孩精神状态不好，嗜睡、倦怠或烦躁不安；抽搐发作；头痛呕吐；呼吸困难；体温超过40℃；伴发皮疹。送医院时，要带齐病历本、吃过的药等供医生参考，并由了解病情的人陪同前往。

2. 流感预防

在全球经济一体化大背景下，某些疾病呈世界范围流行，如传染性非典型肺炎（SARS）、高致病性禽流感、甲型H1N1流感、中东呼吸综合征（MERS）、人感染H7N9禽流感、埃博拉出血热等新发传染病此起彼伏，严重影响了社会稳定和经济发展，传染病防治也成为国家、社会和个人的健康责任。

近年来，我国公共卫生事业得到了快速发展，履行公共服务职能的能力有了大幅度提升，广大疾控人员在传染病防治工作中发挥着主力军作用，奋战在防治传染病疫情的第一线，与疫情做最直接的战斗。作为普通民众，我们也要树立健康观念，培养健康行为，提高自身的传染病防治健康素养。

流行性感冒是由流感病毒引起的急性呼吸道感染，也是一种传染性强、传播速度快的疾病。历史上曾出现致命流感导致了大量人员死亡。流感病毒主要通过空气中的飞沫、人与人之间的接触或与被污染物品接触传播。一些婴幼儿、老年人和存在心肺基础疾病的患者容易并发肺炎等严重并发症而导致死亡。

由于流感有导致患者死亡的风险，每年接种流感疫苗成为降低流感风险和传播的最佳手段，这也是《健康素养66条》所推荐的。一般推荐老年人、儿童、孕妇、慢性病患者和医务人员等流感高危人群，接种流感疫苗。最佳的接种时间通常推荐9~10月进行接种，也就是流感季节来临之前接种流感疫苗，因为疫苗通常需要2周才能产生抗体发挥保护作用。特别要提醒的是，由于6个月至3岁的儿童流感疫苗接种需要分两针，且间隔4周，因此需要更早接种。有证据显示，与未接种疫苗的人群相比，接种者病程更短，症状也更轻。注意，流感疫苗也不是所有人都能够接种的。如对鸡蛋和疫苗成分过敏的人，就不能够接种流感疫苗。另外，正在患感冒、发热、急性疾病以及慢性疾病发作期的患者，也不能接种流感疫苗，疾病痊愈后，可再进行接种；曾患有格林巴利综合征、严重过敏的人，也是不能接种流感疫苗的。

（三）改善对健康有影响的行为方式

1. 颈椎病

二十几岁的小吴，哭丧着脸把颈椎片递给了康复科医生，X线报告上的诊断很是刺眼，"颈椎生理弯曲度变直，颈椎轻度骨质增生。""医生，这颈椎问题还能好吗？现在有时候手都有点麻麻的。"小吴满怀希望地注视着医生。"你是长期伏案工作，平时玩手机多吧？以后要注意了，再严重就不好办了。"

小吴的问题，显然是当前低头族很普遍的亚健康问题——颈椎问题。颈椎问题可以依颈椎病的不同类型，出现眩晕、倾倒、视物不清、行走不稳等多种严重表现。如果不注意生活方式、工作方式的调整，颈椎问题严重了就不是亚健康问题，而是地地道道的颈椎病了

正常情况下，颈椎有一个向前凸的生理弯曲。我们在昂首挺胸向前看的时候，头部的重量刚好作用于前凸的颈椎弯曲上，此时的头颈部处于平衡状态，站久了也不会觉得颈部酸痛劳累。但如果我们长时间低头看手机，或伏案写作，头颅的重心就会前移。有研究发现，如果头部向前弯曲60度，颈椎承受的压力可重达45斤左右，相当于一个7岁儿童压在人的头上，这样的话颈椎显然受不了。

引起颈椎病的原因，除了前述的长时间低头用手机、伏案工作外，还有不良的睡眠方式，如睡高枕、低枕、俯卧位睡眠；不当的工作姿势，如长期

低头或持续一个姿势，或头颈常向一个方向转动；不适当的体育锻炼，如倒立、翻筋斗、美式足球等会加重颈椎负荷；长期精神紧张或萎靡不振，会导致颈部力学平衡被打破，导致颈椎退变；颈椎退行性变，颈椎本来发生退行性变就比其他部位椎体要早，如不注意养护，则更易出现问题；咽喉部炎症可刺激邻近肌肉等组织，从而导致局部稳定性异常，诱发颈椎病；颈椎的先天畸形等。

颈椎病的临床表现会因颈椎病的类型不同而有所不同。颈型（即软组织型）颈椎病以颈后疼痛、发僵为主，颈背部肌肉紧张有压痛；神经根型会出现一侧上肢麻木；椎动脉型可出现突发眩晕，恶心呕吐，甚至倾倒；交感型症状多样，各种交感神经紊乱症状都可出现，如头晕、颈肩痛、眼干涩流泪、耳鸣、面部麻木、心动过速或过缓、腹胀、情绪不稳等；脊髓型可出现脚下"踩棉花感"，行走不稳等。当然，如果几种病变并存，还会出现混合型颈椎病的症状。当然，颈椎病的确诊需要到医院做体格检查及器械检查。

那得了颈椎病如何康复？首先，要去除病因，尽量减少低头动作及低头时间，这是颈椎病预防和治疗最重要的措施。如果必须连续低头，也要每隔半小时抬头休息一会，活动一下颈部，每一到两小时起来走动一下，活动下四肢和头颈，自我按摩一会儿，或做一遍广播操。症状严重者要卧床休息，以放松局部肌肉，减轻头颈部压力，从而减轻症状。采用理疗可改善局部血液循环，消除炎症，解除痉挛。局部手法治疗颈椎病技术要求较高，而且不同类型的颈椎病治疗手法差异较大，需到正规医院诊治。颈椎牵引有助于调整椎管内平衡并恢复颈椎正常功能，也需到正规医院在医生指导下施行。得了颈椎病，平时要加强颈部肌肉强化锻炼，打羽毛球、放风筝、游泳等可加强颈部肌肉后伸力，颈部肌肉力量增强有助于保持颈椎稳定性。平时还应该加强有氧运动，心肺功能训练可改善颈部血液循环，从而改善症状，预防复发。颈椎病和枕头也有关，选用合适的枕头，避免过高或过低。枕头要软硬大小适中，仰卧位时，枕高 10~15 厘米为宜；侧卧位时，枕高应与肩宽一致。

颈椎病预后一般良好，只有在非手术治疗无效、患者症状严重、影响工作生活且反复发作的情况下，才在医生指导下根据严格的适应证考虑手术治疗。

2. "三高"症状

有些疾病来势汹涌，发作较快，但有很多疾病是悄悄到来的，而且开始并不严重，往往容易被忽视，长此以往，也成为人们健康的杀手。

近年来，高血压、高血脂和高血糖（简称"三高"），成为了严重危害人们健康的慢性病的典型代表，发病率高，并发症多，病死率高，后果严重，晚期可形成严重疾病，危及生命。

科学研究证明，慢性病的发生往往与不良生活方式，如吸烟、酗酒、体育锻炼不足、肥胖、超重、口味过咸、工作生活压力过大等有关，还有一个不可忽视的重要因素，绝大多数中老年人的脑血管和心血管病起源于青年期、儿童期的高血压、高血脂等，因此，从小树立健康生活方式，合理膳食，加强运动，及早发现、及时处理高血压、高血脂及高血糖问题，对于成年后的健康至关重要。

如何发现儿童高血压？一般认为，新生儿血压大于 90/60mmHg，婴幼儿血压大于 100/60mmHg，学前儿血压大于 110/80mmHg，7～14 岁儿童舒张压大于 85mmHg，并经多次证实，应考虑儿童血压异常升高。一旦发现儿童血压异常升高，必须进行全面体检，尽早查明原因，以期尽早彻底治愈。

防治儿童高血压，要注重多个方面。一是预防超重和肥胖，主要是控制营养过剩，加强体育锻炼，从小养成至少一项运动爱好。二是限制高盐饮食，血压偏高的儿童，60%～70% 偏爱高盐、高糖、高脂肪及低纤维素饮食，因此，要从小养成清淡饮食的习惯，这需要家长首先树立健康饮食观和健康饮食行为，家长的健康行为会在潜移默化中对孩子产生重要影响。三是树立健康生活方式，要从小培养儿童良好的生活、卫生习惯和健康生活方式。不熬夜、少看电视，禁看恐怖片或惊骇书刊，消除精神紧张，减轻学业压力或不切实际的成绩要求。四是要定期体检，学校和医院要把测量儿童血压作为常规体检项目，家长也应定期给儿童量血压。五是关注重点人群，对父母一方或双方有高血压的，儿童应作为高血压重点人群予以防控，如果该儿童患有肥胖，更应重视。六是有病早治，如果儿童已发生高血压，必须由儿科医生制定防治方案，查明原因，规范治疗。

儿童高血脂也不容忽视。科学研究发现，冠心病虽多在成年后起病，但其动脉粥样硬化的病变往往在儿童期就已经存在，3 岁时就可有主动脉脂质条纹，10～20 岁就可能出现纤维斑块。因此，必须从儿童开始防控冠心病和高血脂症，具体做法包括：①合理安排饮食，避免营养过剩和过度喂养。②加强运动，坚持每天跑步、健走等体育活动。③对超重、肥胖及有冠心病、高脂血症家族史的儿童，要定期查血脂。④对已有高血脂的，要以饮食和运动调整为主，不可滥用降脂药物。

目前，儿童糖尿病也时有发现。糖尿病的典型症状是"三多一少"，即多尿、多食、多饮，体重减少。近年来，由于不良饮食（高脂饮食、高碳酸饮料）、运动不足及环境影响而发生 2 型糖尿病的患儿明显增多，必须引起家长高度重视。防治儿童糖尿病，要做到以下几点：①肥胖或有糖尿病家族史儿童，要定期查血糖。②饮食要合理，减少高热量、高糖、高脂饮食摄入，增加蔬菜、水果、豆制品、鱼和瘦肉摄入；尽量避免油炸、油煎、烧烤及熏制食品。③作息规律，睡眠充足。④每天一小时左右中等强度有氧运动。⑤保持心情愉快，避免精神过度紧张和心理压力过大。

虽然疾病有先天因素影响，但每个人都可以通过采取并坚持健康的生活方式，获取健康，提高生活质量。预防为主，越早越好，选择健康的生活方式是最好的人生投资。

三、自觉承担起维护自身和他人健康的责任

"健康既是一种权利，也是一种责任。"每个人都有维护和获取自身健康的权利，也有不损害和（或）维护自身及他人健康的责任。

人具有社会性，公共场所的健康行为，不仅保障自己的健康，也关系到他人的健康。《健康素养66条》给我们提出了一些公共卫生与公共场所的健康素养要求，如不共用毛巾和洗漱用品。再如不在公共场所吸烟、吐痰，咳嗽、打喷嚏时遮掩口鼻；骑车戴头盔，坐车系安全带，不超速、不酒驾、不疲劳驾驶，减少道路交通伤害；加强看护和教育，避免儿童接近危险水域，预防溺水；蚊子、苍蝇、老鼠、蟑螂等会传播疾病，要搞好环境卫生，等等。在公众场合，既要保障自己的健康与安全，也不能让别人受到损害。

近年来，国家也特别注重安全与急救工作，这也是健康素养的重要组成部分，反映的是居民识别不安全因素、预防事故发生、正确应对突发事件及维护生命与健康的能力。

掌握基本的急救知识、急救技能，关键时刻能拯救生命。前段时间报道，一位老人在银行突发心脏病，正巧路过的两名北京协和医院护士紧急施救，得以生还。然而，发病时又恰巧遇见医护人员纯属小概率事件，幸运者只能是极少数，因此，掌握一些急救知识，当有人突遇紧急情况时，在急救医生到来之前，身边的人能够及时开展现场自救互救，很有可能救人救己。

下面介绍一些急救常识，希望能对大家处理紧急情况有所裨益。

1. 触电急救措施

首先要火速切断电源，使触电者迅速脱离电源。如患者仍在漏电的机器上，赶快用干燥的绝缘棉衣、棉被将触电者拉开。未切断电源之前，抢救者切忌用自己的手直接接触触电者。若触电者昏迷休克，脱离电源后立即对其

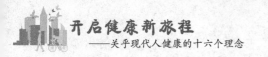

进行口对口呼吸和胸外按压急救。

2. 溺水急救措施

首先立刻大声呼救，让更多人参与救援，同时拨打"120"，最好避免单独下水营救。如果溺水者还清醒可为其提供漂浮物和拉扯物，如木板、绳子、树枝等。最好由受过训练、水性好、熟悉和了解水情的人下水营救，千万不要勉强下水救人。现场的人应准备救生圈、绳索、小船等，以防营救者发生意外。对于还在挣扎的溺水者，营救者要告诉其保持镇静，同时要防止被溺水者抱住，可采用从后部接近的方法。若被溺水者抱住，营救者可让自己与被救者自然下沉，溺水者便会放手。营救者应首先将溺水者头部托出水面，尽快使其呼吸空气。将溺水者救出后，首先清理其口鼻内的泥沙、杂物，使其气道通畅；然后检查溺水者，如呼吸、心跳均有，可将其置于自己屈膝的腿上，头部朝下，使劲按压其背部，迫使呼吸道和胃里的吸入物排出；如呼吸、心跳停止，则需要立即做心肺复苏抢救，抬起溺水者的下巴，保证气道畅通，将一只手的掌根放在患者胸部的中央，胸骨下半部上，将另一只手的掌根置于第一只手上，垂直方向下压；成人保持至少 100 次/分的频率，下压深度至少 5cm。溺水者多有后续继发情况，应尽快去医院进一步检查。伤者在 12 小时内仍有可能发生暴发性肺水肿和脑水肿或重症肺炎，处理不当会丧命。

3. 呼吸、心脏骤停的急救措施

人工胸外心脏按压：首先让病人平躺于平地或硬板上，抢救者位于病人一侧，双手重叠，以掌根放于两乳头正中间，手臂伸直，依靠上身的重量，用力向下挤压，使胸骨下陷 4～5cm，然后放松，双手仍放在胸骨上，随病人胸骨上升而上升。下压时间与放松时间应保持相等。最后完成一次挤压放松后，再进行下一次心脏挤压动作。每做 30 次心脏按压后，还要进行人工呼吸 2 次，反复交替进行。

口对口人工呼吸方法：抢救者位于病人头侧，按住病人鼻子，防止吸入的气从鼻子跑掉。吹气要深而快，每次吹气量 800～1200mL，应能见到病人胸部明显鼓起。一次吹气毕，松开口鼻，让病人呼气至胸部下降复原，或用手轻压胸部，以助气体排出。

4. 中暑急救措施

迅速将患者抬到通风、阴凉、干爽的地方，使其平卧并解开衣扣，松开或脱去衣服，如衣服被汗水湿透应更换衣服。患者头部可捂上冷毛巾，用

50%酒精、白酒、冰水或冷水进行全身擦浴，然后用扇子或电扇吹风，加速散热。若用降温毯为其降温，不能快速降低患者体温，当体温降至38℃以下时，要停止一切冷敷等强降温措施。患者仍有意识时，可给其一些清凉饮料，在补充水分时，可加入少量盐或小苏打水。切记不可急于补充大量水分，否则会引起呕吐、腹痛、恶心等症状。患者若已失去知觉，可以掐人中、合谷等穴使其苏醒。若患者呼吸停止，应立即为其实施人工呼吸。对于重症中暑患者，必须立即送医院诊治。搬运患者时，应用担架运送，不可使其步行，同时运送途中要注意尽可能用冰袋敷其额头、枕后、胸口、肘窝及大腿根部，积极进行物理降温，以保护大脑、心肺等重要脏器。

5. 骨折急救措施

不要移动伤者身体，尽快把伤到的肢体用夹板固定住。夹板可用木片或折叠起来的报纸、杂志制成，放在伤者肢体下面或侧面，用三角形绷带、皮带或领带（不要使用纱布或细绳，这些都可能阻碍血液循环）缠住夹板和受伤的肢体。

6. 烧烫伤急救措施

以流动的自来水冲洗或浸泡在冷水中，直到冷却局部并减轻疼痛，或者用冷毛巾敷在伤处至少10分钟。不可把冰块直接放在伤口上，以免使皮肤组织受伤。在穿着衣服被热水、热汤烫伤时，切勿脱下衣服，应先用冷水直接浇在衣服上降温。充分泡湿伤口后小心除去衣物，如衣服和皮肤黏在一起时，切勿撕拉，只能将未粘连部分剪去，粘连部分留在皮肤上过后处理，再用清洁纱布覆盖伤面，以防污染，并尽快送医。

有了健康才有一切，没有健康一切归零。居民健康素养水平，直接影响着公众的健康行为，从而影响国民的整体健康水平。拥有健康素养的人能正确理解健康相关信息，做出正确健康决策并引导行为改变；有利于形成健康行为和健康生活方式；健康素养高的人健康状况相对良好，健康的积极结局可预期性强，更能享受健康生活；健康辐射性强，示范作用好，就能带动身边人一同健康生活；对医疗资源利用效率高，与医务人员沟通交流良好，疾病预期疗效良好，有利于维护良好的医患关系。国家卫计委发布的《健康素养66条》，是一种指导性意见，需要全国人民共同努力，加强学习，并付诸行动，才能有健康的生活和快乐的工作！

2016年，国家把健康中国上升为国家战略，在国家推进"健康中国"的大战略中，可以看到一个非常重要的理念，就是从"以治病为中心"转向"以健康为中心"，把关口前移，做好疾病的预防，做到让老百姓不得病、少

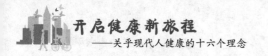

得病，提高生命质量。提高疾病预防能力最重要、最经济的手段就是不断提高人民的健康素养水平。

健康素养是国民素质的重要标志。提升健康素养，是提高全民健康水平最根本、最经济、最有效的措施之一。一个人的健康素养不是与生俱来的，而是需要持续培育的。提升健康素养，知识是基础，信念是动力，行动是目标。由于社会、经济、环境、生活方式和行为等因素对人群健康都有着深刻影响，提高老百姓的健康素养需要政府、专业机构和社区的合力，通过多渠道进行健康知识宣传教育，让民众接受正确的理念和健康知识，并针对不同群体、不同年龄层次的居民特点，因地制宜，因人制宜，让健康教育深入老百姓的心中。

实现健康中国的理想，离不开国家、社会和每一个人的努力。希望大家能够充分认识到提升健康素养就是为了让自己和家人不得病、少得病、晚得病、不得大病，提升生活质量，能够主动学习健康知识，树立健康理念，掌握必备的健康技能，养成健康的行为习惯和生活方式，营造健康的家庭氛围和社会环境，成为建设"健康中国"的参与者、实践者和受益者，从一个健康的居民形成一个健康的社区，再从健康的社区形成一个健康的城市。当全社会健康素养水平越来越高，就能托举起"健康中国"与中华民族的伟大复兴之梦。

让运动成为一种健康时尚

王 岚

博士，中航健康时尚集团董事长，深圳市政协常委，广东省工商联（总商会）副会长，中国健康产业领军人物。

我们经常说"时尚"，时尚到底是什么？在我看来，时尚就是一种在特定时期出现的生活方式或者文化现象，它表现为人们对于某些具有特定意义的观念、行为和物品的尊崇和偏好。随着时代的变迁，社会的发展，时尚的本质和内涵无可避免地发生变化。有没有一种能够跨越时空，跨越时代的时尚元素？我认为是有的，这就是"运动"。运动是古往今来不分民族、种族，为所有人都接受和认可的时尚。

我们都知道，健康是人类最本质的需求，在不同的时空中，健康始终是人们最渴望获得的财富。随着社会的发展，生活水平的提高，人们对于健康的重视不断提升，越来越多的人迫切地想得到健康的生活，保持身体的健康状态。

如何获得健康？法国著名思想家伏尔泰指出，"生命在于运动。"运动是我们保持健康的有效途径，是延缓衰老、防病抗病、延年益寿的重要手段，只有坚持持续运动，我们才能够获得健康。人们追求时尚，是在追求一种生活方式、生活态度的认同，从这个本质来说，运动就是一种时尚。

一、人人"动起来"，生命更精彩

早在1994年，世界卫生组织就提出"静坐少动"的生活方式是当今慢性疾病发生的第一组危险因素，1996 年美国心脏病学提出来静坐少动生活方式是心血管疾病发生的危险因素之一，世界卫生组织 2011 年公布的一组数据显示，至少 31% 的人不能积极参加各种体育锻炼，并带来了肥胖、高血压，尤其是糖尿病的高发。这种危险因素是可以修正的。2011 年世界卫生组织和联合国积极推进全球体力活动计划，认为这是减少慢性非传染性疾病最有效的策略，尤其强调运动对慢性疾病的预防、延缓、逆转和治疗，是一种有效的低成本干预策略。

根据世界卫生组织在 2013 年开展的专项研究表明，目前每年全世界因缺乏体力活动而致死的人数高达 320 万人，近 10 年间增长迅速。中航健康时尚集团的研究也表明，除了体重问题外，脊柱健康、平衡能力、骨骼健康、心肺功能等问题也是造成体质下降的重要因素，这些都与缺乏运动密切相关。为此，世界卫生组织呼吁各国卫生部门给予重视，号召人们加强体育锻炼，并提出了"体育锻炼让生命更有价值"的口号。

根据世界卫生组织的估算，全世界有 23% 的成年人和 81% 的青少年（11～17 岁）没有进行足够的身体活动。女孩、妇女、老年人、穷人、残疾人、慢性病患者、边缘化人群参与身体活动的机会更少。针对全球 195 个国家 18 亿10～24 岁的青少年健康状况调查研究显示，2016 年全球有 3.24 亿青少年（占比 20%）超重或肥胖。

根据《中国学生体质与健康调研》显示，近 30 年来，中国学生的形态发育水平不断提高，营养状况得到改善，但耐力、力量、速度等体能指标呈明显下降趋势，肺功能持续降低，视力不良率居高不下，城市超重和肥胖青少年的比例明显增加，《中国儿童肥胖报告》指出，近 30 年来，7 岁以上学龄儿童肥胖率由 0.5% 增至 7.3%，7～22 岁城市男生肥胖检出率为 13.33%，且学生中血压偏高检出率也随之增加。根据我们对青少年群体的研究，青少年体质健康中存在的主要问题包括超重与肥胖、近视发生率居高不下、肺功能指标维持低水平、力量和速度素质增长趋于停滞、耐力素质低谷徘徊、血压调节机能普遍不良等。2017 年我们与中华全国体育基金会共同组织的"健康中国少儿强·太极功夫公益行"活动中，通过对 10 个省会城市小学生群体样本研究，我们发现，青少年健康出现新的潜在危机：脊柱问题严重。在样本中，7～12 岁儿童青少年中，约 7.5% 的人存在脊柱侧弯现象。脊柱侧弯与近视、心肺功能不足、多动症、注意力不集中等存在明显相关性。

造成青少年体质下降的主要原因包括不良的生活方式、缺少锻炼或者体育教育、爱玩手机或者游戏，以及课业负担沉重。其中，缺少足够的体育教育和体育锻炼是一个重要的影响因素。

2018 年 5 月第 71 届世界卫生大会通过《2018—2030 年促进身体活动全球行动计划草案》（以下简称《行动计划》）。2019 年 2 月 26 日，我作为亚洲区唯一代表参加了在世界卫生组织总部瑞士日内瓦举行的国际交流会议，会议集中讨论了如何在全球开展"促进身体活动全球行动计划"，实现《2030 年可持续发展议程》提出的全球健康共同目标。

《行动计划》将"确保所有人获得安全的促进性环境及各种各样的机会，从而在日常生活中保持身体活动，进而改善个人和社区健康状况，并促进社会、文化和经济发展"作为根本任务，提出营造富有活力的社会、创建利于活动的环境、培养热爱活动的人群和建立支持活动的系统四个战略目标和 20 项政策行动。

《2018—2030 年促进身体活动全球行动计划》的组织实施能够有效改善人们缺少体育锻炼的状况，进一步提升全球健康水平，减轻医疗负担，有利于解决因病致贫、因病返贫的问题。

运动有益于健康。研究显示，6% 的冠心病、7% 的 2 型糖尿病和 10% 的乳腺癌源于运动太少。但是我们同样要知道，运动必须是科学的。不适当的运动方式，或者超过身体负荷的运动强度，可能会造成运动损伤，甚至可能出现更为严重的后果。研究结果显示，每年我国运动损伤患者超过 9800 万，其中很大一部分是因为不注意采用科学的运动方式。科学锻炼是一个系统过程，需要有科学的心态、科学的锻炼手段、健康的生活方式，且是一个长效过程。

2017 年 8 月 10 日，国家体育总局正式对外发布了《全民健身指南》（以下简称《指南》），该《指南》针对中国居民参加体育健身活动状况，系统归纳、集成近年来国家体育科研领域的重大科研成果和有关中国居民运动健身的实测数据，对体育健身活动效果、运动能力测试与评价、体育健身活动原则、体育健身活动指导方案等内容进行全面论述，是对科学健身的一次全面诠释。

二、运动是身心健康的知己

健身不只是锻炼身体，还应该是沉淀健康文化，让人健康、快乐、身心愉悦，甚至上升到与万物的和谐共处。

1948 年世界卫生组织成立时公布的章程明确给"健康"下了定义："健康乃是一种生理、心理和社会适应都臻完满的状态，而不是没有疾病和虚弱的状态。"1989 年联合国世界卫生组织又提出了 21 世纪健康新概念："健康不仅是没有疾病，而且包括躯体健康、心理健康、社会适应良好和道德

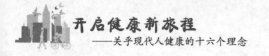

健康。"

同时，世界卫生组织提出了健康人应达到的 10 条具体标准：①有足够充沛的精力，能从容不迫地担负日常工作和生活，而不感到疲劳和紧张；②积极乐观，勇于承担责任，心胸开阔；③精神饱满，情绪稳定，善于休息，睡眠良好；④自我控制能力强，善于排除干扰；⑤应变能力强，能适应外界环境的各种变化；⑥体重得当，身体匀称；⑦眼睛炯炯有神，善于观察；⑧牙齿清洁，无空洞，无痛感，无出血现象；⑨头发有光泽，无头屑；⑩肌肉和皮肤富有弹性，步态轻松自如。

我们看到，世界卫生组织的 10 项健康标准中，②、③、④、⑤都是对心理方面提出的要求，充分说明身心健康的重要性。

（一）运动促进心理健康

国际著名医学类杂志《柳叶刀》的精神病学分刊发表了一篇涉及 120 万人的研究成果，它分析了不同的运动对精神健康的影响程度。这项研究由英国牛津大学和美国耶鲁大学合作，数据样本来自美国疾病控制与预防中心。

研究人员研究了运动对人们心理健康的影响，结果显示，对抑郁、压力等精神问题来说，无论什么类型运动，锻炼永远比不锻炼好，与不锻炼的人相比，锻炼的人精神健康状况总会好一些。即使是被诊断患抑郁障碍的人群，也同样是锻炼的人比不锻炼的人精神状况更好一点。

2016 年英国发布了一项追踪了 10 年，样本量为 8 万人的研究结果。在研究了运动习惯和死亡率的关系后，研究人员认为，包括网球、羽毛球在内的挥拍运动降低死亡率最明显。第二、第三名分别是游泳和有氧运动。这项研究显示，跑步和骑单车对降低死亡率的贡献比较低，与完全不运动的人相比，跑步只能降低 13%。也就是说，游泳对身体锻炼好处很大，降低精神负担和解决精神问题的能力相对较弱。骑单车相反，对精神健康帮助很大，身体锻炼方面，收益相对靠后。

（二）运动有方，身心健康

中国传统养生观重视身心合一，提出了"形神合一""仁者寿""离境坐忘"等将身体健康与心灵健康融合的观点。我们一直致力于将西方健康管理体系和东方文化进行融合发展，在太极功夫、二十四节气养生等方面进行了专题研究。2017 年，中航健康时尚集团携手中华全国体育基金会，在全国 10 个省开展"健康中国少儿强·太极功夫公益行"活动，首次系统地将太极功夫导入小学，解决学生脊柱偏斜、近视等问题。

检测数据显示，参加活动的小学生经过 1 个月的锻炼，身体素质有明显改善，肺活量不及格指标从 18.3% 下降到 1.9%；身体质量指数及格和优秀率从 52% 提升到 71.1%；脊柱侧弯异常的学生比例从 32.7% 下降到 25%。这次公益活动从实践层面和数据层面，揭示了通过中国传统文化太极功来提升少年儿童身心健康的可行性。

根据《2017 胡润财富报告》，截至 2017 年 1 月，中国大陆拥有千万资产的高净值家庭数量已经达到 147 万元，由于工作压力、责任等多种因素，高净值人群对于自身健康更为关注，对于身心健康有着明确的要求。2017 年，中航健康时尚集团携手胡润研究院，编制首个中国高净值人群健康指数，发布中国高净值人群健康指数白皮书。白皮书显示，中国高净值人群总体健康满意度为 7.85 分，其中身体健康 7.4 分，略低于心理健康的 8 分；与自我提升等其他要素比较，40 多岁的主力高净值人群健康满意度最差；高净值家庭平均每月健康管理花费 1.4 万元，占日常花费的 1/4，然而 80% 认为效果并不显著，主要原因是工作太忙；健身机构是这些人群最常去的运动场所，超 30% 有私人教练，定制化和科技化成为他们对健身机构的两大需求。

三、运动是良医

当我们身体不舒服的时候，首先想到的是吃药，但是，2014 年，全球的医生一致认为：很多病，要想治愈，在开药前，首先要让患者动起来。因为很多病的根源在于缺乏运动。

（一）健康不能单纯靠医院和医生

根据德勤发布的《2019 全球医疗健康展望》报告，2013~2017 年全球医疗健康支出年增长率为 2.9%，预测 2018~2022 年增长率将达到 5.4%，2022 年全球医疗健康支出预计将达到 10.059 兆美元（即 100590 亿美元）。2019 年，世界卫生组织在日内瓦发布全球卫生支出报告，指出全球卫生支出呈快速上升趋势，中低收入国家表现尤为明显，其卫生支出年均增长 6%，高收入国家年均增长率为 4%。从全球卫生支出份额占比平均水平看，政府支出占 51%，自付医疗保健费用占 35% 以上，后者占比过大导致全球每年有 1 亿人陷入极端贫困。医疗资源稀缺性及医疗开支过大，充分证明健康保障不能单纯依靠医院和医生。

中国保健协会发布数据显示，在中国，真正健康的人约占 5%，亚健康状态者所占总人口比例高达 77%。深圳市民的健康状况也不容乐观，根据最新的慢性病流行病学调查显示，深圳市 15 岁以上居民高血压患病率为 15%，深圳市糖尿病患病率为 8.3%。中航健康时尚集团持续 10 年累计近 8 万个样本数据显示，导致亚健康的影响因素中，营养因素占 30.88%，运动因素占 25.11%，睡眠因素占 26.88%，毒素积聚因素占 26.6%，均为生活方式问题。

根据国家卫生健康委公布数据，截至 2018 年，中国临床执业（助理医师）共计 360 万人，乡村医师共计 90 余万人，把 14 亿人口的健康寄托在 450 万医生群体身上显然是不现实的，卫生端口前移，加强预防才是解决健康问题的根本路径。

（二）"运动是良医"，预防是关键

早在 1994 年，世界卫生组织就指出，静坐少动生活方式是当今慢性疾病发生的第一独立危险因素，遗传是无法修正的因素，而静坐少动这样的不良生活方式可以通过动起来加以修正。同年，美国运动医学会联合美国疾病控制和预防中心、美国卫生总署和美国国立卫生研究院针对体力活动与健康的关系，发表了一份标志性的"医学总监报告"，报告的重要目标就是要告诉公共健康、健康/体适能、临床运动和专业保健人士，给予一定量和强度的体力活动是为了满足改善健康、降低疾病的易感性（发病率）和降低早期死亡率的需要。此外，报告中还提到了体力活动的量与健康之间的剂量关系，体力活动、体适能水平与心血管疾病风险之间存在量效关系，增加体力活动或提高体适能水平与过早死亡、心血管疾病/冠心病、高血压、中风、骨质疏松、2 型糖尿病、代谢综合征、肥胖、结肠癌、乳腺癌、抑郁、功能性健康、跌倒风险以及认知功能之间存在负相关关系。1996 年，美国心脏病学会指出："体力活动减少或静坐少动的生活方式是心血管疾病主要可以修正的危险因素之一。"

2004 年世界卫生组织在《饮食、身体活动与健康全球战略》中指出："体力活动是改善个人身体和精神健康的一个基本手段。"对于现代人来说，开展各式各样的体力活动和健身运动，能弥补当今"肌肉饥饿"所造成的种种缺憾，使人体各系统中器官的机能发生积极变化。因此，有计划、有目的、有针对性地进行科学运动锻炼，是增强体质最积极有效的手段。

世界卫生组织在 2010 年发表的"关于身体活动有益健康的全球建议"中，集中论述了通过身体活动预防非传染性疾病问题。它提出了在全球各地达到所推荐的身体活动水平而可选用的政策建议，例如：国家制定和实施有益健康的身体活动指南；将身体活动纳入其他相关政策领域，确保各项政策和行动计划的一致性和互补性；利用大众媒体提高对身体活动益处的认识；监督和监测旨在促进身体活动的各项行动；对于身体活动有益健康的全球建

议等。

"运动是良医"（Exercise Is Medicine，EIM）是 2007 年由美国运动医学会和美国医学会共同发起的运动健康促进项目，经过数年的积极推广，得到世界多个国家的响应和参与，中国疾病预防控制中心于 2012 年 6 月加入此项目。随着世界各国对运动促进健康的不断深入研究，结果充分证明：适度的运动能防病治病。"运动是良医"逐步成为全球医学和体育科学界的共识。2010 年首次召开以"全世界的健康处方"为主题的"运动是良医"全球大会。

（三）运动促进健康的八大理由

1. 运动能改善心血管和呼吸功能，提高心肺能力。比如上 5 楼，有人觉得很轻松，有人觉得喘不上气。说明前者心肺耐力水平高，后者心肺耐力水平低。而研究证明心肺耐力与多种慢性病发生率和早期死亡率有着非常显著的负相关关系。

2. 运动可以降低冠状动脉疾病危险因素，延缓动脉粥样硬化的发展。冠状动脉危险因素有静坐少动、高血压、血脂异常、高血糖、肥胖，运动对以上 5 种因素均有良好影响。

3. 运动可以降血压。运动可以降低安静时的收缩压和舒张压，一次 10 分钟以上、中等强度有氧运动后可使收缩压降低 10～25mmHg，舒张压下降 10～15mmHg。另外，经常运动还可减少运动中血压升高的幅度和血压波动。所以适当运动可以预防高血压，缓解轻度高血压、与药物共同治疗轻中度高血压。

4. 运动有明显的降血脂作用，可以改善脂代谢。长期坚持中等强度的有氧运动可降低总血胆固醇和甘油三酯的水平，增加高密度脂蛋白（好胆固醇）水平。

5. 运动可以延缓和阻止糖尿病的发生。有规律的体育活动可以调节糖代谢，降低血糖，提高靶细胞对胰岛素的敏感性，有效地预防与治疗 2 型糖尿病，延缓并发症的发生、发展。

6. 运动结合合理饮食可以有效控制体重，防止超重和肥胖。超重和肥胖与多种慢性疾病有关，包括高血压、冠心病、糖尿病、某些癌症和多种骨骼肌肉疾病。因此，适度运动是控制体重最积极有效的手段，可以降低与肥胖相关疾病发生的风险。

7. 积极的运动有助于缓解焦虑与抑郁情绪，促进心理健康。运动可以改变大脑的化学成分，引起良好的情绪和状态反应，可有效抑制抑郁症状，也

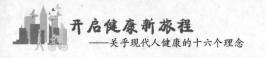

有助于某些慢性疾病的预后和康复。

8. 运动可以增强老年人的体质和独立生活能力，减少老年人摔倒或因摔倒而受伤的风险。预防或缓解老年人的功能受限，提高老年人慢性疾病的疗效。

四、创新精准健康管理模式

（一）精准测评是科学运动的基础

我们知道，运动效果与运动强度具有强相关性，不论是健康人的运动健身抑或慢性病患者的运动康复，运动效果常常是与运动强度成正比的，但是运动强度增大又会增加运动风险，因此科学运动就是要在不增加运动风险的前提下，达到促进健康的最佳效果。

国内外大量的实践证明，在科学评估国民体质及健康体适能基础上，根据每个人的体质与健康体适能水平的不同，选择适宜的运动处方进行科学的锻炼，既安全可靠，又有计划性，可以在短期内达到健身和疾病康复治疗的目的。

因此，首先要有一套全方位、个性化的健康专业咨询及健康促进服务流程，在精准测评的基础上，了解每个人的健康状况，找到影响健康最为关键的因素，这样才能实现精准健康管理，让人们在最短的时间里快速获得健康。

（二）高效睡眠是科学运动的保障

我们也看到，国人睡眠质量连年下降，以 90 后、95 后、00 后为代表的年轻人睡眠问题最为突出。根据中国睡眠研究会的问卷调查显示，中国有38.2%的人群达到失眠障碍的诊断标准，超过 3 亿人失眠。在 2013 年的睡眠指数报告中，中国人均睡眠时间长度为 8.8 个小时；进入 2020 年，国民平均睡眠时长仅为 6.92 小时，相比 2013 年减少了 1.58 小时；入睡时间通常在凌晨左右，相比 2013 年晚睡了 2 小时；同时，拥有深度睡眠的比例不到 1/3。

睡眠如此重要，针对高效睡眠的研究也很深入。如针对失眠原因分析，通过脑电超慢涨落分析，量化评估脑内兴奋性与抑制性递质功能及二者的平衡性，为失眠、疼痛、抑郁、焦虑等病症的诊断提供客观依据；通过用超低频经颅刺激仪，通过"生物共振效应"针对性地调节脑内神经递质，促进脑内各种神经递质功能的平衡，激活大脑神经系统功能，达到调节情绪压力，改善头痛、失眠、抑郁、焦虑等症状的效果；另外，还在生物能量理论体系基础上，通过同频共振生物能量波动，调节大脑功能、使脑波及神经节律自主恢复到正常状态，从而改善睡眠；还可以通过气浪推抚和温灸结合的办法，有效地改善背部皮肤组织内的微循环，放松机体，帮助间歇性失眠患者快速入睡等。

（三）运动处方是科学运动的核心

"运动处方"这一术语是 20 世纪 50 年代由美国生理学家卡波维奇（Karpovich）提出，至 60 年代被用于冠心病患者的康复，引起心血管疾病治疗的革命而受到重视。1969 年，世界卫生组织正式采用"运动处方"这一术语，其概念和内容得到不断完善和充实，世界各国特别是经济发达国家对运动处方的理论和实践进行了大量研究，并将运动处方广泛地应用于健身锻炼、疾病预防和治疗中。

运动处方由运动专业技术人员依据锻炼者的年龄、性别、个人、健康信息、医学检查、体育活动的经历以及体质测试结果，如心肺耐力等，以健身为目的，以处方的形式，制定系统化、个性化的体育活动指导方案，主要考虑运动频率（Frequency，F）、运动强度（Intensity，I）、运动时间（Time，T）、运动方式（Type，T）、运动量（Volume，V）等运动核心指标与个体健康状况、运动能力的相关性。依据运动处方进行体育活动，既安全可靠，又有计划性，可在较短时间内起到健身、预防疾病和疾病康复的作用。

健康是人们获得自由、幸福和快乐的前提条件，生命在于运动，幸福源于健康，运动也是这个世界唯一能够长期延续下去的一种时尚。我们呼吁所有人：动起来！让运动成为我们终身的朋友！

讲究卫生是一种习惯，更是一种美德

黄 鹤

中共深圳市健康产业类行业协会联合党委书记，深圳市健康产业发展促进会创会会长、执行会长，深圳市保健协会秘书长，深圳市社会组织总会副会长，中国营养保健食品协会副会长，深圳市郑卫宁慈善基金会常务副主席。

一、讲卫生不是小事，必须认真对待，长期坚持

说到讲卫生，相信大家都不会陌生，它是我们日常生活中最平常的事。但是，从知道讲卫生到养成习惯，却是一件不容易的事。

早在第二次国内革命战争时期，我党就把组织军民开展群众卫生运动，搞好卫生防病工作，当作关系革命成败的一件大事来抓。1933年，毛泽东主席在《长冈乡调查》一文中指出："疾病是苏区中一大仇敌，因为它减弱我们的革命力量。如长冈乡一样，发动广大群众的卫生运动，减少疾病以至消灭疾病，是每个乡苏维埃的责任。"在抗日战争和解放战争时期，陕甘宁边区政府把开展全地区卫生运动列为施政纲领。1941年陕甘宁边区成立了防疫委员会，开展以灭蝇、灭鼠，防止鼠疫、霍乱为中心的军民卫生运动。

新中国成立后，为了改变旧中国不卫生状况和传染病严重流行的现实，国家在全国普遍开展了群众性卫生运动，并把这项工作称为"爱国卫生运动"，成立了"爱国卫生运动委员会"，把"卫生工作与群众性卫生运动相结合"成为这一时期卫生工作的原则。毛泽东同志号召："动员起来，讲究卫生，减少疾病，提高健康水平，粉碎敌人的细菌战争。"爱国卫生运动

不仅受到全国上下的一致拥护和参与，而且受到国际赞誉。

2015 年，国务院印发《关于进一步加强新时期爱国卫生工作的意见》（以下简称《意见》），就做好新形势下的爱国卫生工作提出明确要求。这是国务院时隔 25 年又一次专题印发指导开展爱国卫生工作的重要文件。

《意见》指出，做好新时期的爱国卫生工作，是坚持以人为本、解决当前影响人民群众健康问题的有效途径，是改善环境、加强生态文明建设的重要内容，是建设健康中国、全面建成小康社会的必然要求。要坚持政府领导、部门协作、群众动手、社会参与、依法治理、科学指导，全面推进改革创新，充分发挥群众运动的优势，着力治理影响群众健康的危害因素，不断改善城乡环境，切实维护人民群众健康权益，为经济社会协调发展提供有力保障。

《意见》要求，通过广泛开展爱国卫生运动，使城乡环境卫生条件明显改善，影响健康的主要环境危害因素得到有效治理，人民群众文明卫生素质显著提升，健康生活方式广泛普及，有利于健康的社会环境和政策环境进一步改善，重点公共卫生问题防控干预取得明显成效，城乡居民健康水平得到明显提高。

《意见》提出了四个领域的重点工作任务。

一是努力创造促进健康的良好环境。深入开展城乡环境卫生整洁行动，统筹治理城乡环境卫生问题；切实保障饮用水安全，建立从水源地保护、自来水生产到安全供水的全程监管体系；加快农村改厕步伐，力争到 2020 年东部地区和有条件的中西部地区基本完成农村户厕无害化建设改造，中小学校、乡镇卫生院、集贸市场等公共场所和旅游景点、铁路公路沿线要建设无害化卫生公厕；科学预防控制病媒生物，建立健全病媒生物监测网络，定期开展监测调查，有针对性地组织开展"除四害"活动。

二是全面提高群众文明卫生素质。加强健康教育和健康促进；推进全民健身活动；落实控烟各项措施，全面推行公共场所禁烟。

三是积极推进社会卫生综合治理。深入推进卫生城镇创建，争取到 2020 年，国家卫生城市数量提高到全国城市总数的 40%，国家卫生乡镇（县城）数量提高到全国乡镇（县城）总数的 5%；探索开展健康城市建设，结合推进新型城镇化建设，编制健康城市发展规划，促进城市建设与人的健康协调发展。

四是提高爱国卫生工作水平。积极发挥爱国卫生运动在疾病防控中的统筹协调作用；提高爱国卫生工作依法科学治理水平；改革创新动员群众的方式方法；加强组织领导，健全爱国卫生组织体系。

《意见》强调，各地区、各部门要进一步提高对爱国卫生工作重要性的认识，继承和发扬爱国卫生运动优良传统，不断丰富工作内涵，完善工作机制，创新工作方法，以改革创新的精神切实加强新时期爱国卫生工作。

2015年10月，党中央在十八届五中全会首次提出推进健康中国建设，"健康中国"上升为国家战略。在中央政治局常委同中外记者见面会上，习近平总书记就表达出对人民健康福祉的密切关注：我们的人民热爱生活，期盼有更可靠的社会保障、更高水平的医疗卫生服务、更优美的环境。

在中央全面深化改革委员会第十二次会议上，习近平总书记明确指出，要改革完善疾病预防控制体系，坚决贯彻预防为主的卫生与健康工作方针，坚持常备不懈，将预防关口前移，避免小病酿成大疫。

重大疾病防控最前端的"关口"就在群众之中。我们每个人都养成讲究卫生的良好习惯，是疾病预防控制的先决条件。养成讲究卫生的良好习惯，关系到个人、家庭和国家利益，意义重大、影响深远。

尽管我国卫生环境较历史上发生了翻天覆地的变化，但人居环境、饮食习惯、社会心理健康、公共卫生等多个方面还存在问题，国民卫生习惯与公共卫生水平还没有完全"达标"。

养成讲究卫生的良好习惯，搞好个人卫生、饮食卫生、公共卫生、心理卫生、精神卫生，是每个公民的职责和义务，应当成为我们的生活习惯和行为准则；养成讲究卫生的良好习惯，必须从我做起，从现在做起，从点滴做起；讲究卫生，是一种习惯，更是一种美德。

二、卫生与疾病息息相关

现代科学揭示，许多疾病源于不良卫生习惯。

说到卫生，人们一定会想起一句口头禅："不干不净，吃了没病。"意思是说饮食不要太讲究，反而有利于健康。有的人还给这种说法找出"科学"依据，认为如果人体内外环境长期处于"干净"状态，一方面不能动员人体的正常防御系统，另一方面因防御系统长期处于"休眠"状态也会造成人体免疫功能紊乱，导致不识别"侵入者"或者"敌我不分"，造成各种错误的免疫排斥、抑制、过敏等，反而不利于人体健康。正是受这种思想的影响，一些人不太注意饮食卫生，甚至养成了不讲卫生的习惯。

事实上，饮食不卫生容易使人患肝炎、胃炎或者寄生虫病等多种疾病。饮食不卫生还容易导致幽门螺杆菌感染，还可通过手、不洁餐具等传染。比如幽门螺杆菌的传播与感染与胃癌就有直接关系。我国属于胃癌高发国家，

2019 年 1 月，国家癌症中心发布了最新一期的全国癌症统计数据。报告显示，2015 年全国 40.3 万人患有胃癌，排在恶性肿瘤的第二位。幽门螺杆菌可通过手、不洁餐具等传染，因此要重视口腔卫生，阻断病菌自口腔向胃部的输送，减少幽门螺杆菌感染性胃炎的发生，是从源头上控制胃癌的发生，这才是治本之道。

除了饮食方面，个人清洁和环境卫生也是非常重要的。比如经常不换洗内衣裤的话，女性容易导致妇科疾病或者尿路感染的发生；感冒者不戴口罩的话，易导致流感大规模流行。如果我们每个人都养成良好的卫生习惯，不仅可以阻断感染性疾病，还可以减少对地球的污染。

在我国的卫生运动中，最著名的就是农村的"厕所革命"，取得了巨大成效。

由于历史原因，我国广大农村地区，卫生条件差，导致多种疾病流行。为了改变这种落后状况，我国推行了"厕所革命"，以改善农村居住环境，提升群众生活品质。

"厕所革命"缘起 1980 年我国政府加入联合国第 35 届大会发起的"国际饮水供应和环境卫生十年"活动。此后，在"政府领导，部门支持，民办公助，多方集资"的方针指导下，在国际组织的支持下，各地发动群众大力兴建农村自来水。至 1995 年底全国改水受益人口达 79873.92 万，占农村人口的 97.03%，其中 43.51% 的农村人口用上了自来水。这一活动对预防疾病，保障健康，发展农村经济，改善农民生活质量都发挥了积极作用。

与此同时，农村的"改厕运动"也在全力推广。改厕要与改水相结合，与解决能源相结合，与血吸虫病相结合，与扶贫奔小康相结合。做到以上几个相结合，工作开展起来就相当有力。用这些办法，河南省 1994 年新增改厕 122 万个，累计数突破 500 万个，湖北、江苏等地农村改厕进展也很快。

新时期，习近平总书记仍然关心农村厕所建设，亲自过问并指出，厕所问题不是小事情，是城乡文明建设的重要方面，不但景区、城市要抓，农村也要抓，要把这项工作作为乡村振兴战略的一项具体工作来推进，努力补齐这块影响群众生活品质的短板。总书记多次强调，随着农业现代化步伐加快，新农村建设也要不断推进，要来个"厕所革命"，让农村群众用上卫生的厕所。

自 2015 年起，国家旅游局在全国范围内启动三年旅游厕所建设和管理行动。行动启动以来，全国旅游系统将"厕所革命"作为基础工程、文明工程、民生工程来抓，精心部署、强力推进，"厕所革命"取得明显成效。截至

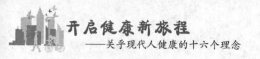

2019 年 10 月底，全国共新改建旅游厕所 6.8 万座，超过目标任务的 19.3%。"厕所革命"逐步从景区扩展到全域、从城市扩展到农村、从数量增加到质量提升，全面提升了农村、景区的卫生条件，受到广大群众和游客的普遍欢迎。

三、个人要养成卫生习惯，提高卫生素养

"卫生"这一词不是外来词，最早出现于《黄帝内经》的《灵枢》之中，在《庄子·庚桑楚》里也有体现："南荣趎曰……趎愿闻卫生之经而已矣。"讲卫生的意思是指为增进人体健康，预防疾病，改善和创造合乎生理、心理需求的生产环境、生活条件所采取的个人的和社会的措施。爱清洁、讲卫生，已越来越成为人们日常生活的文明习惯。

然而，什么是讲卫生？怎样讲卫生才算是真正的干净？一些人的认识还比较肤浅，觉得擦一擦、洗一洗、涮一涮，只要表面干净就是讲卫生了。其实，讲卫生不仅指表面干净，更重要的是消除有毒有害物对人体的危害。讲卫生里有学问，人们要学会科学讲卫生，树立卫生意识。

1. 勤洗手

公共空间到处充满着细菌和病毒，谁也不能保证带不回家中。显微镜下，手上的细菌数量之多真是触目惊心，千奇百怪的细菌形态令人毛骨悚然。2020 年新冠肺炎疫情的流行，让洗手成为大家都意识到的卫生习惯。然而，说起洗手，似乎是极其简单的事情，但到底怎样洗才是规范的？

"七步洗手法"是一种比较科学有效的洗手方式。第一步：掌心相对，手指并拢，相互揉搓；第二步：手心对手背沿指缝相互揉搓，交换进行；第三步：掌心相对，双手交叉指缝相互揉搓；第四步：弯曲手指，使关节在另一个手掌心旋转揉搓，交换进行；第五步：右手握住左手大拇指旋转揉搓，交换进行；第六步：将五个手指尖并拢放在另一个手掌心旋转揉搓，交换进行；第七步：必要时增加对手腕的清洗。简言总结之：先淋湿水，后打香皂，揉搓掌心，再搓手背，洗尽指缝，扩至手腕，后再冲水。只有这样才能把沾染到手上的病毒和细菌彻底清洗掉，起到预防传染病的作用。

除了正确洗手外，我们还要克服在用手上的不良习惯，如：蘸唾液点钞、翻扑克、翻书页、捻塑料袋封口等；外出归来，不洗手就用手拿东西吃；瓜果蔬菜不洗就吃；等等。经验教训告诉人们，假若没有时间去洗手，换来的可能就是生病甚至住院。只有养成认真洗手的好习惯，才能把住病从"手"入关。

2. 勤洗澡

除了勤洗手，勤洗澡也应该成为个人的卫生习惯。

洗手是局部清洁，洗澡是全身清洁。有一句老话说得好："干净一身轻，不净百病生。"通过洗澡，可促进血液循环，增强心肌活力，清除身上的汗渍异味，提高皮肤的代谢功能，减少得各种疮疖的机会。

一般情况下，洗澡水的温度应与体温接近，即 35～37℃。其实，洗澡的水温有不少讲究，依正常体温，可分为热水浴、温水浴、冷水浴 3 类。它们对人体可起到不同的作用，因此可根据情况选用适合自己的洗澡水温。

热水浴温度大约为 40℃，可以帮助清洁皮肤。此外，由于热水浴的温度与多数温泉相似，略高于人体温度，因此具有和温泉类似的功能。比如，能扩张皮肤血管，促进血液循环，增强新陈代谢，对神经痛、风湿性关节炎等都有一定疗效。冬天洗热水澡比较适合。夏天运动后大汗淋漓的状态下，也最好洗个热水澡。温水浴在 35℃ 左右，这是一种比皮肤温度略高，比体温略低，非常适合泡澡的温度。一般情况下，夏天提倡洗温水浴。温水浴能镇静神经，减轻心血管负担，对高血压、神经衰弱、失眠、皮肤瘙痒等有良好的疗效，也是皮肤去垢的最佳温度。研究发现，健康人如在 35℃ 的水中浸泡 2 小时，出浴后尿量就会增多，心脏供血能力增强，体重平均减轻 0.5 千克。常泡温水浴，还可使食欲增加，面色变得更红润。冷水浴水温大约是 20℃，是三者中健身效果最明显的一种。现代医学研究表明，坚持冷水浴不仅能显著增加白细胞数量，提高免疫力；而且有促进血液稀释，改善血液循环和血液质量，防止血栓形成的作用。

大多数人认为洗澡是为了卫生或清洁，但是过度洗澡会对人体皮肤造成一定的伤害。最合适的洗澡频率是每周 1 次或 2 次，夏天由于天气炎热，可适当增加洗澡次数。

洗澡的时候难免会搓澡，每天都搓澡的话就会损害表皮的有益菌，洗走人体表面为数不多的健康油脂，也就会使得一些细菌和真菌找上门，引起皮肤感染，使人体免疫力下降。时间久了积累下来的炎症，有可能升级成为皮肤癌。

需要注意的是，老人和孕妇洗热水浴应对温度有所控制，否则可能导致老人昏倒，或令胎儿缺氧，影响发育。

3. 晒被子

平时用来睡觉御寒的被子，会因为人体的汗液和油脂存留在被子上，而滋生大量细菌和螨虫，所以要经常晾晒，除去被子中的水分、异味，还有病

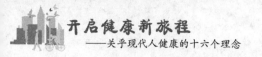
菌。那么多久晾晒一次被子合适？怎么正确晾晒？

一般螨虫的生长周期在 1 个月左右，所以最好每隔 1 个月晾晒一次被子，减少螨虫的滋生。

晒被子也是有讲究的。首先晒被子的时候，隔 1 小时后要翻一下面，使内外两面得到均匀晾晒。化纤面料的被子不要在阳光下暴晒，因为在高温下会释放出化学物质，晾晒的时候可以在上面覆盖一层棉布再晒。羊毛被和羽毛被，应放在阴凉处晾晒 1~2 小时。最佳的晾晒时间是在中午的 11 点到下午 2 点，夏天可适当延长，冬天可适当缩短。

4. 居家通风

无论居家还是工作中，保持室内通风很重要。

寒冷的冬天加上冷风的吹拂，大家都喜欢关紧门窗，享受暖气。而夏天，有些人认为开空调或有空气净化器就可以换气了。但是在门窗紧闭的情况下，极易导致细菌滋生，对身体健康是非常不利的。

保持室内通风应该注意以下几点：第一，开窗次数并非越多越好，一天开窗通风 3 次，每次不少于 15 分钟，基本就能够维持室内空气的新鲜了。第二，如果房间较小、室外有风或较寒冷，开窗时间应短一些，若房间较大、室外无风或比较暖和，开窗时间应相对长一些。据测算，80 平方米的房间，在无风或微风的条件下开窗 20 分钟左右，就可使致病微生物减少约 60%。第三，如果室外污染物较多，车流量比较大，就需要调整每天的开窗时间。早上提前一些，晚上稍拖后一些，争取在车少的时间开窗换气。如果遇到风沙、阴霾等恶劣天气，最好在有纱窗的情况下，窗户开得小一点，并使用加湿器增加空气湿度，让灰尘和微生物都沉下去。第四，老人和孩子最好在开窗之前加点衣服或者换到其他居室，通风后再回到室内，以免开窗后因温度骤降而患病。如果有重病患者，则需慎重开窗，尽量用紫外线消毒灯来净化空气。另外，需要注意的是，室内温度不要因开窗而降到 16℃ 以下，最好控制在 16~24℃。

四、集体活动讲卫生，中华礼仪有讲究

在集体场合中，一定要注意自己的卫生行为，保持文明风尚。在公众场合，有些行为已成为约定俗成的卫生习惯，如不随地吐痰，咳嗽、打喷嚏要遮挡。

（一）集体活动讲卫生，行为礼仪不能缺

1. 不随地吐痰

小小一口痰，细菌千千万。一口带菌的痰液形成的飞沫可以污染周围数十米，许多疾病因痰中细菌传播。关于随地吐痰，各城市早有明令禁止，但实际情况不容乐观。文明素养并非与生俱来，需要后天培养。讲文明重在点滴养成、持久养成，既需要每个人的自我要求和自我约束，更需要浓厚的社会氛围和完善的法规制度。

2. 打喷嚏遮挡口鼻

打喷嚏遮挡口鼻，也是一种卫生要求。呼吸系统疾病多因病毒感染导致，而病毒多积存在鼻腔、口腔中，打喷嚏时，病毒急速扩散，很容易导致传染。因此在空间相对密闭的场所，个人要遵从卫生规范，打喷嚏、咳嗽时用纸巾等遮挡，不要随意丢弃擦鼻涕使用过的手纸等。从细节做起，从每一件小事做起，严格要求自己，不断提升自己的文明素养，在关爱自己的同时关爱更多人的身体健康。

卫生和习惯是紧密相连的，不讲卫生陋习已经不适应时代的发展，只能随社会的发展改进或被抛弃。

（二）中华礼仪有讲究，卫生素养在其中

中华民族自古以来都是一个讲究品德教育、个人修养的民族，中国传统礼仪文化是我们的祖先坚持"取其精华、去其糟粕"，经过历代的筛选，继承、创新和发扬形成的各种物质、思想和精神文化的总称。千百年来的文明礼仪之风传承至今。

1. 作揖不握手

中国传统礼仪习俗有行走之礼、见面之礼、入座之礼、饮食之礼、拜贺庆吊之礼、拱手礼等，中国人懂礼、习礼、守礼、重礼。新冠肺炎疫情暴发以来，我们忽然省悟，中华民族崇尚的见面作揖之礼，其实是一种很科学的打招呼之法。

作揖，也叫拱手礼，是我国古代人们相见时打招呼的礼仪，与现代见面握手礼是一样的，但做法不同。作揖只是两人相向拱手，没有直接接触。从病毒、细菌的传播来看，显然，拱手礼因为没有直接接触，起到了既防止疾病传染，又能彰显礼仪的效果。

2. 吃饭分餐制

中华民族是一个热情好客的民族，饮食文化中也蕴藏着卫生要求。

中餐的主要特点是围餐，共同进餐就意味着一盘菜会被多双筷子夹来夹去，在共享美味的同时，也增加了病毒传播的风险，比如甲肝、戊肝、手足口病、新冠病毒等，很容易借助筷子、勺子污染食物，传播给共餐者。

正确的卫生习惯是集体用餐时使用公筷或分餐制。研究表明，共餐感染率达42%，而分餐的感染率仅有17%。通过分餐或者使用公筷公勺，有利于减少肝炎病毒、幽门螺旋杆菌等的传播，防止"病从口入"。

说起分餐制，一般都会以为是舶来品。事实上，我国早在两千多年前的周代就开始实行分餐制。而在《红楼梦》中，对分餐制也有体现。第四十回写"史太君两宴大观园"，第二次宴会时，写道："上面二榻四几，是贾母、薛姨妈，下面一椅两几，是王夫人的，余者都是一椅一几。"采用的也是分餐制。和西方的餐桌文化相比，中国古人实行分餐制的目的是强调地位尊卑，但这一制度也刚好带来了饮食卫生的好处。

分餐制的精髓就是分开餐饮，做到一人一份（套）餐具，一人一份（套）饭菜，一人一份（套）饮品，独立用餐，自主选择。其可以分为堂食分餐制和家庭分餐制。

堂食分餐有三种形式，分别为公勺分餐、自取分餐、按位分餐。公勺分餐是使用公勺、公筷、公夹等公共餐具取一些菜放入自己碗碟中；自取分餐像吃快餐那样，由顾客在点餐台点餐，自己取餐后，独立完成用餐；按位分餐是像吃西餐那样，将要吃的菜品分成单人份，一人一份。

分餐制可以有效避免家庭成员间感染可通过唾液传播的传染性疾病。分餐制还可以有效观察家庭成员的进食量，改善孩子偏食、挑食、暴饮暴食的情况。每个家庭可以根据实际情况，采取合适的手段灵活分餐。既可以使用公勺公筷，也可以采取一人一份的形式，原则就是避免"口水餐"。

养成公筷公勺分餐的良好习惯，首先应从观念上改变。

分餐制本是举手之劳，难就难在观念上的改变。由于受到"不分碗筷表示和睦，给孩子夹菜表达爱心，给老人夹菜表达敬仰"等观念的影响，分餐制似乎成了"大逆不道"之举。观念新，行动就快。年轻人要多给老人科普"说道"，多给一家之主"吹风"，多拿孩子健康"说事"，提倡"使用公筷、筷筷有爱"新风尚，促使家人及早转变就餐观念、转化就餐理念。

践行公筷公勺分餐行为规范，贵在长时间坚持。分餐制习惯一旦养成，公筷公勺分餐不仅不会在人情世故方面显得生分，相反更是一种尊重，是对彼此的一种真关心、真体贴、真关爱。践行公筷公勺分餐行为规范，不能昙花一现，不能"雨过地皮湿"，要长期坚持，让公筷公勺成为餐桌标配。同时，要在全民共识、全民参与的基础上乘胜追击，让科学、卫生的生活习惯站稳脚跟，并以此为基础，逐步形成新的健康生活习惯。

加一双公筷，多一分安心。自觉养成公筷公勺分餐制习惯，是大势所趋，也是当务之急。建议餐馆甚至家庭都推广实行分餐制，逐渐养成每个人都使用自己的碗筷，配备公筷公勺，并在餐后及时清洁消毒等良好卫生习惯。

健康是一个人最大的财富，是幸福的基础，也是做人的责任，讲究卫生就是最基本也是每个人都能做到的预防疾病的方法，是一种习惯，更是一种美德，让我们大家携起手来，努力做到人人讲卫生、科学讲卫生，从而让环境更加美好，让生活更加精彩。

吃得合理才健康

康景轩

哈佛大学医学院脂类医学与技术中心主任，国际Omega-3研究学会主席，《营养遗传学和营养基因组学》杂志主编，中国教育部"长江学者"讲座教授（浙江大学）。

我们吃的食物会影响体内器官，我们的细胞通过与食物的化学成分交流维持身体的正常运转。如果我们吃的东西与细胞不匹配，各器官就无法正确、有效地执行它本该执行的功能，就会触碰生病的链条：身体失去平衡→免疫功能失调→身体构成的基本单位——细胞受到"内伤"→炎症长期不退……一环扣一环，直到最后夺走我们的生命。

美国国家卫生研究院（NIH）最新研究认为，身体长期处于"发炎"状态是许多重大疾病，包括癌症、脑卒中、冠心病、糖尿病和老年性痴呆症等发生的重要诱因之一。

其实，人体构成差异极小，寿命长短取决于我们能否始终使自己的身体保持在理想的平衡状态。而调整身体平衡的秘诀也很简单，其中一个就是一日三"掺"，补充现代人常常缺乏的三种营养素。

一、饮食与炎症、健康有关系

（一）小题也可大做，从"上火"到癌症

可能很多人都有过口角生疮、口腔溃疡的"上火"经历，大多数人对此不以为然。然而如果经常上火，或久久不愈，就不能忽视这些小毛病，要知道，小毛病往往隐藏着大问题，可能是体内有炎症的表现。

中医的"上火"与西医的"炎症"有着密不可分的关系。"上火"的直接原因通常是体内自由基过多，而炎症是自由基突然增多的主要原因之一。也就是说，炎症是引起"上火"的重要原因之一。"上火"的症状多表现为溃疡、疖肿和脓疱，出现红、肿、热、痛，这与西医鼻祖希波克拉底对炎症的定义——"发红、灼烧、疼痛及肿胀"是一致的。最重要的是，"上火"和炎症的发生有一个共同原因，那就是各种细菌、病毒的入侵，或是毒素在体内积存过多，或者吃进去过多含有自由基的食物，从而引起机体的基本构成单位——细胞受到损伤。

万事皆有因，生病也不例外。追溯各类疾病产生的根源，身体内部肉眼看不到的细胞和 DNA 分子（传递人类基因的物质）受到致病因子的伤害就是引起生病的初始原因，这种伤害也被称为"内伤"。即使身体内部的细胞完好无损，但倘若它周围的微环境发生了紊乱，失去了平衡，久而久之，细胞也会受到影响。相比身体外部受到的刀伤、撞伤等"外伤"而言，身体内部的细胞和 DNA 分子所受到的"内伤"更为隐秘和致命。

不过，人体的结构很奇妙。人体的免疫系统犹如一张精心布置的"防护网"，再微小、再隐秘的部位受到伤害，这张网都会灵敏地发出警报，那些具有免疫、修复功能的细胞（如白细胞）就会像警察一样迅速出动，清除致病因子和受到损伤的细胞。这个过程就表现为身体的炎症反应。

如果免疫警察能够迅速将致病因子拿下，使战斗速战速决，炎症很快就会消失，身体也会重获平静。倘若"战斗"一拖再拖，出现免疫警察和致病因子双方僵持对峙的局面，我们身体的炎症迟迟不消，就会从急性转为慢性。这绝不是什么好现象。

实际上，炎症本身是有益的，它其实是一个防御的过程。如果机体不再出现炎症，就意味着失去了免疫力，像艾滋病病人一样无法对抗外来的细菌、病毒，从而可能出现反复感染，直至死亡。但是，如果炎症持续的时间过长，性质就不一样了。也就是说，炎症之火如果该攻不攻，则会出现免疫缺陷；反之，该退不退，则出现慢性炎症。冠心病、脑卒中、癌症、老年性痴呆症和糖尿病的发生，也很有可能是细胞或 DNA 分子受到"内伤"后，免疫警察反应过激，无法迅速结束战斗，使得炎症长期不消而致。

可怕的不是炎症，而是它所引起的那些可能夺人性命的疾病；只要我们能听懂身体的警报，并及时进行调整，就不会给这些可怕的疾病留下可乘之机。我们要做的是：①不让容易诱发炎症的细菌、病毒和毒素等致病因子进入体内，避免身体内部与之接触，从而减少"内伤"的发生。②建立良好的生活方式和健康的生活环境，以改善体质，调整免疫警察的进攻节奏，使之当攻则攻，当退则退，使炎症反应速战速决。

实际上，这两方面常常是融合在一起的，身体内部与致病因子的接触少了，不但"内伤"减少了，炎症反应也会逐渐得到调整，变得"火力"适中；而免疫系统正常了，对致病因子的攻击也能够速战速决，"内伤"也就很容易治愈了。"内伤"消失了，细胞健康了，身体自然就百病不侵了。

其实，减少致病因子和调节炎症在我们的身体上有一个共同的"通道"，那就是我们的嘴巴，因为不但"病"从口入，能够减弱炎症反应、调节免疫警察进攻节奏的物质也要从口而入。

（二）"病从口入"新解

"病从口入"通常被理解为由于吃了不干净的、被致病物质污染的食物而生病。但这种"病"通过清洁卫生工作就能够避免。显然这是不够的，如果食品选得不正确，吃得不合适，饮食营养不均衡，就可能导致体内细胞和器官缺乏营养，身体的免疫力和炎症调节处于不利的状况，引起慢性炎症的出现，增大发生疾病的风险，最终可能导致癌症、脑卒中、冠心病、糖尿病和老年性痴呆症等重大疾病的发生。

一般来说，饮食不正确、营养素的摄入不均衡有两方面原因：第一，目前食品本身的营养成分已经发生细微改变，例如同样是鱼，现在购买的鱼的营养成分已与以前有所不同，这是由于外部大环境的改变所造成的；第二，个人生活习惯所造成的吃得不对，营养不均衡。

总体来看，这些变化的最终结果是出现"三缺"和"两多"，即缺少纤维素、抗氧化物和Omega-3不饱和脂肪酸，自由基和Omega-6不饱和脂肪酸却严重泛滥。这些变化都让我们的细胞难以适应，在复制过程中产生基因突变。

细胞的生命周期是短暂的，人类的一生中，细胞不断地发生着复制迭代，其中带有遗传信息的DNA分子，即基因应该不发生变化。但是近年来，饮食成分在飞速变化，这就导致身体不能适应吃进去的东西，长期如此，就会造成：①人体各系统功能紊乱，体内微环境失衡，免疫力异常，形成易病体质；②产生很多致病因子，增强对疾病的易感性，致使细胞受到"内伤"，DNA分子受到破坏；③损伤、失衡累积到一定程度，就可能导致器官病变，甚至引发癌症、脑卒中、冠心病、糖尿病以及老年性痴呆症等多种重大疾病。

也就是说，食物中所含营养素的成分与含量决定人体内环境，而人体内环境影响细胞复制过程中遗传物质的表达。因此，只有进入体内的营养在成分和含量上都与人体相符，基因才能达到它的最佳工作状态，最完美地执行它原本应该执行的功能。从一定程度上说，基因决定了我们应该怎么吃。而调节人体内环境平衡的秘诀也很简单，其中之一就是一日三"掺"。

二、科学补充现代人真正缺乏的营养

现代研究发现，食物飞速变化的严重后果是，现代中国人常吃的食物中适合我们基因的营养成分出现了"三缺"和"两多"，即"降糖之宝"纤维素、抗氧化物和"降火之宝""降脂之宝"Omega-3 不饱和脂肪酸在食物中的含量越来越少；自由基和 Omega-6 不饱和脂肪酸却越来越多，而它们容易扰乱机体内环境，刺激"内伤"产生，引发"上火"和炎症，甚至引发重大疾病。

因此选择富含纤维素、抗氧化物和 Omega-3 不饱和脂肪酸这"三宝"的食物，减少含有大量自由基和 Omega-6 不饱和脂肪酸的不良食物，是维持人体内环境稳定的"三宝"。不过，需要提醒大家的是，我们要补充"三宝"，并不是单独强调"三宝"中的任一宝，而是要把"三宝"联合起来，"掺"在一起吃。补充"三宝"的同时，其他很多营养元素也会得到补充，因为身体所需的营养通常是共同存在于食物中的，如果非常容易缺乏的这"三宝"得到充分补充，其他营养元素自然也就能满足我们身体的需要了。

（一）"降糖之宝"纤维素

纤维素，同面粉一样，是一种碳水化合物，也就是俗称的"糖"。纤维素同面粉不一样的是，它不能被人体吸收，但是能吸水膨胀，润滑肠道，促进排便，使肠道毒素排出体外，预防肠道疾病。另外，纤维素还可以调节糖和脂肪的吸收，帮助减肥，预防糖尿病。因此，它被称为能调控血糖的"糖"、肠道抗癌卫士和天然减肥药。

1. 能调控血糖的"糖"

大家都知道，胰岛素的分泌与功能失常是糖尿病患病一个非常重要的因素。那么，什么是胰岛素呢？胰岛素是一种激素，是我们体内可以调节糖代谢、降低血糖浓度的主要激素。胰岛素的分泌来自发育良好的胰岛细胞；除此之外，还需要健康的肌肉和脂肪细胞对胰岛素"转移血糖"命令的迅速执行，血糖才能维持在正常水平。这两方面出了问题，就会得 1 型糖尿病（又称胰岛素依赖型糖尿病）和 2 型糖尿病（又称非胰岛素依赖型糖尿病）。不管是 1 型糖尿病还是 2 型糖尿病，最终的结果都是引起血糖升高，全身代谢紊乱。具体来说，1型糖尿病是由于胰岛细胞遭到"内伤"和炎症的攻击而受损，出现萎缩甚至坏死，导致胰岛素分泌不足而引起血糖升高。然而，2型糖尿病的问题出在吸收血糖的肌肉和脂肪细胞身上，导致胰岛素的分泌不是"不足"，而是"过剩"。

我们平时的一切活动都需要能量，而能量的最大来源就是存在于血液中的糖类——葡萄糖。在胰岛素的催促下，我们体内的肌肉和脂肪细胞会吸收血液中的葡萄糖，对它们进行加工和储存，从而保持血液中葡萄糖相对稳定，但是，如果我们偏爱糖果、饮料、精制米面等食物，使得肌肉和脂肪细胞一刻也不得停歇，那么迟早会使它们因疲劳而停止工作。到了那时，即使胰岛素下达了转移血糖命令，这些细胞已经"听"不到、"看"不见了。我们的身体得不到能量，就会在吃过东西后仍然感到饥饿，只好继续吃东西，来刺激胰岛再次发送信号，直到胰岛素的"声音"变得足够大了，但这些"耳聋眼花"的细胞已无能为力，摄入血糖的大门被关闭了，使得血液中的葡萄糖堆积起来，形成了高血糖。这时，2型糖尿病就发生了。

理解了糖尿病的问题所在，我们就要从血糖的源头——食物入手，从食物中找到预防和控制糖尿病的好方法。食物中的碳水化合物是血糖的最大来源，也被俗称为"糖"。一般来说，"糖"都是甜的，都会被分解成葡萄糖，进而引起血糖的升高。但是，有一种"糖"却与众不同，它既不甜，也不能被分解成葡萄糖，反倒能减缓对葡萄糖的吸收，平衡血液中血糖浓度；增强肌肉和脂肪细胞对胰岛素的敏感性，从而预防糖尿病，并帮助糖尿病患者控制血糖。这种"糖"就是纤维素。美国哈佛大学曾经专门针对纤维素与糖尿病关系进行过2次大型研究，每次参与人数均超过4万。研究证实，经常吃高脂、低纤维食品的人群患糖尿病的风险比经常吃低脂、高纤维食品的人群要高2倍。可见，纤维素对于降低患糖尿病风险是有显著作用的。

你可能会问，同样是"糖"，为什么纤维素与常见的"糖"作用截然相反呢？这是由于纤维素这种"糖"不能被身体中的酶消化和分解成葡萄糖，所以它进入身体后，既不会感觉到甜味，也不会增加血液中的血糖浓度，给身体带来负担。更重要的是，纤维素能够延缓，甚至阻止葡萄糖进入血液，从而减缓机体对葡萄糖的吸收，调节血糖。这样，既能降低正常人患上糖尿病的风险，又能对已经患上糖尿病的人的血糖起到调节作用。

同时，纤维素不仅能够减少对胰岛细胞的刺激，节省人体对胰岛素的需要量，从而调节胰岛素的正常分泌；还能改善肌肉和脂肪细胞对胰岛素的敏感性，放大胰岛素命令的"声音"，从而避免"不足"假象的发生。这样，就起到了预防和辅助治疗 1 型糖尿病和 2 型糖尿病的效果。

另外,过多能量的摄入会引起肥胖,而肥胖也是增大糖尿病患病风险的因素之一,因此从某种意义上说,控制体重也是在预防糖尿病。纤维素凭借其低能量的优势被称为"天然减肥药",这也间接预防了糖尿病的发生。

2. 肠道抗癌卫士

实验研究发现,纤维素对于预防结肠炎症很有帮助,可以使结肠炎症患病率下降 40%,从而降低结肠癌的患病率。

为什么难以被消化的纤维素会有这样的作用呢?首先要了解癌症的产生过程:致病因子/炎症→DNA 分子受损或突变→癌细胞产生→癌细胞增殖、扩散,而能够引起癌症的致病因子就有潜伏在肠道中的腐生菌、部分胆酸和厌氧菌。其中,致癌因子腐生菌最喜欢的就是精细、易于消化的环境,纤维素的到来对它来说可是不速之客。因为纤维素会同肠道中的有益微生物联合起来,帮助它们生成短链脂肪酸;而这种脂肪酸可以抑制腐生菌的生长,净化肠道环境。

高脂、高蛋白的精细环境同样会刺激肠道内胆汁和厌氧菌的增多。过量胆汁中的胆酸在消化食物的同时,还会被厌氧菌分解、代谢为致癌因子。倘若有纤维素存在,它们就会吸收胆酸,避免过量胆酸危害肠道及全身的健康。

另外,致病因子还喜欢藏匿在我们的粪便里,给身体埋下患癌隐患。要知道,如果身体中的纤维素过少,粪便难以刺激肠道肌肉产生便意,就会长期滞留在体内,形成宿便。这样,其中的致病因子通过与肠道内壁的接触伤害结肠细胞,引发结肠癌症;或者被肠道重新吸收进体内,危害身体的其他部位。

等到长期滞留体内的粪便中的水分被吸干后,粪便就会变得又干又硬,导致便秘。此时排便就要加倍用力,这就极易使大肠表层凹陷,形成囊状憩室。倘若有致病因子潜藏在里面,就会引起憩室炎,引起疼痛,甚至引发癌症。所以,粪便在我们的身体里停留的时间越短,对我们的健康就越有利。纤维素能帮助我们降低这种患癌隐患。纤维素能够与腐生菌、胆酸和厌氧菌等肠道致病因子做斗争,因为它的吸水能力超强,可吸收的水分可达自身体积和重量的 10 倍之多,从而膨胀、变重,刺激肠道蠕动,帮助肠道运动。这样,便意很快产生,此时粪便的水分充足、松松软软,不用费太大力气就可以很快排出体外了,也就避免了肠道对有毒物质的吸收或被其损害,减少了罹患肠道癌症的风险。由此,人们送纤维素一个雅号——"肠道抗癌卫士"。

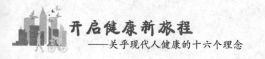

3. 纤维素抗击心脑血管疾病

心脑血管疾病是心血管疾病和脑血管疾病的总称。心血管疾病主要指冠心病。它根据时间长短、症状表现程度，可以分为隐性心脏病、心绞痛、心肌梗死、心肌硬化和心源性猝死等多种形式。脑血管疾病俗称中风，主要指由于供血不足或者出血引起的脑部损伤，导致意识障碍和肢体瘫痪，甚至死亡。

美国哈佛大学医学院对纤维素和心脏病的关系进行了 2 次大型研究，结果表明，高纤维膳食的人群比低纤维膳食的人群患上心脏病的概率要小 40%。为什么纤维素能有这种作用呢？这就要从心脑血管疾病的成因说起。

我们知道，血管硬化是引起心脑血管疾病的直接原因；而高血脂和高血压是导致血管硬化的诱因。高血脂主要指血液中的胆固醇和甘油三酯等脂类含量过高，容易和血管内的其他成分结合，附着在血管壁上，形成黄色斑块，从而诱导血管内壁的炎症，使血管变窄、变硬。这种情况还会引起血压升高，使血管通道变得更窄、血管壁变得更脆弱，非常容易发生阻塞和破裂，这也就加剧了心脑血管疾病的形成。纤维素从降低血液中的胆固醇含量，进而降低血压着手，保护我们的心脑血管。

具体来说，纤维素通过两种主要途径来降低血液中的胆固醇：第一，纤维素主要通过促进排便、减少肠道对食物中脂肪的吸收，以及促进食物中的胆固醇和甘油三酯等以排便形式排出体外，这就减少了肠道对脂类的吸收；第二，纤维素还能同肠道中分泌的胆汁结合，而减少胆固醇的重吸收。

另外，藏匿在粪便中的各种毒素倘若没有被及时排出体外，就有可能被肠道二次吸收，从而通过循环系统潜入身体的各处，引起肠道以外部位的"内伤"和炎症。如果"内伤"和炎症发生在冠状动脉，就可能引发冠心病；发生在脑血管，就可能引发脑卒中（中风）；倘若损伤发生在脑部神经细胞，就可能引发老年性痴呆症等神经系统疾病。

4. 天然减肥药

人们常以为，减肥就要节食，要减少吃东西的量。其实，这是一个误区。减肥减的不应该是食物，而是能量。否则，饥饿难耐的情况下只能促进食欲的增加，导致减肥失败、反弹，甚至变得更胖。那么，有没有不增能量、又不让人忍饥挨饿的食物呢？当然有，这就是纤维素。

同面粉一样，纤维素也属于碳水化合物，能够饱腹充饥；但是与面粉不同的是，纤维素难以被消化和吸收，虽然在人体肠道内走了一遭，但最终以粪便的形式被完全排出体外，中间没有经过任何营养代谢，不给身体留下一丝热量。这样，即使吃了一样重量的食物，能量摄入却大大减少了，达到了控制体重甚至减肥的效果。过去，纤维素还因此被当作"废物"；近年来，人们才越来越认识到这种不含"营养"的物质的营养价值，成为继蛋白质、脂肪、碳水化合物、维生素、矿物质和水之后的"第七营养素"。

纤维素还具有吸水功能，吸水后体积会膨胀、变大。这样，分泌液和大体积的纤维素都会在胃肠道中占有较大空间，增强饱腹感，给大脑传达"我饱了，不要再吃了"的信息，达到控制食量的目的。

另外，纤维素本身还可以和胆汁结合，减少肠道对胆固醇的重吸收。同时，纤维素吸水后会变得又重又润滑，从而帮助肠道运动，促进排便。而粪便的排出不仅减少了食物中的脂肪在肠道的停留时间，也减少了糖类这种身体重要能量来源在身体里的逗留，从而减少了肠道对脂肪和糖类的吸收，从另一方面达到了减肥的目的。

5. 纤维素食品大比拼

既然纤维素有这么多的本领，那么我们就应该好好地补充一下。可是每天应补充多少纤维素呢？一般来说，男性每天需要补充31~38克纤维素，女性每天需要补充21~25克纤维素，具体可参考表1。

表1　不同人群每天需补充的纤维素量

人群	年龄	每天需补充的纤维素量（克/人）
儿童	6个月~3岁	9
	4~8岁	25
男性	9~13岁	31
	14~50岁	38
	50岁以上	30
女性	9~50岁	25
	50岁以上	21

什么样的食物补充纤维素效果最好呢？让我们对常见膳食的纤维素含量来个大比拼吧。

各种动物肉类、蛋、奶及油脂类等食物败下阵来，因为它们的纤维素含量为0。植物类食品分别进入各自类别的比拼，看看每100克中食品纤维素含量有多少（表2）。

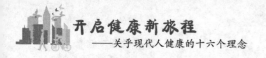

表2　植物类食品纤维素含量

类别	名次	名称	纤维素含量（克/100 克）
未加工谷物	1	小麦	10.2
	2	大麦	9.9
	3	玉米	8
	4	大米	7
	5	荞麦	6.5
	6	高粱	4.3
	7	紫米	3.9
加工后面粉	1	粗面	12.2
	2	精面	2.7
加工后面包	1	全麦面包	6.9
	2	白面包	2.4
豆类（未经加工的）	1	黄豆	15.5
	2	青豆	12.6
	3	蚕豆	10.9
	4	芸豆	10.5
	5	豌豆	10.4
	6	黑豆	10.2
坚果	1	杏仁	19.2
	2	松子	12.4
	3	榛子	9.6
	4	核桃	9.5
	5	花生	7.7
	6	山核桃	7.4

类别	名次	名称	纤维素含量（克/100 克）
蔬菜	1	香菇（干）	31.6
	2	银耳（干）	30.4
	3	黑木耳	29.9
	4	竹笋干	27.2
	5	紫菜	21.6
	6	蘑菇（干）	21
	7	海带	6.1
	8	香菇	3.3
	9	韭菜	3.3
	10	藕	2.6
水果	1	梨	3.1
	2	樱桃	3
	3	猕猴桃	2.6
	4	苹果	2.1
	5	鲜枣	1.9
	6	蜜橘	1.4

注：以上数据来源于《中国食物成分表2004》。

（二）"降火之宝"抗氧化物

自由基是带有不成对电子而能单独存在的物质，旧称"游离基"，在身体里起到传递能量、杀灭病菌的作用。但由于所带电子不成对，所以自由基很不安分，就像它的名字一样自由散漫，不喜欢待在封闭的细胞里，常逃离细胞对它的控制，游离在集体之外。自由基还很容易和体内的某些细胞结合，产生有害物质，直接威胁我们身体的健康。自由基是我们体内燃烧过旺的一把火，是引起"嘴里起疱、嗓子发炎、皮肤干燥、脸上长包、痔疮便秘"等"上火"现象的元凶。

在现代生活环境里，自由基可以说是无所不在。在引起体内自由基产生的众多原因中，炎症感染是非常重要的一个。当你被病菌感染而患病（如感冒），或者身体受到"内伤"，或出现"上火"和炎症症状时，氧化高手自由基就会像沸水中的气泡一样源源不断地冒出，令你的"火气"更旺，炎症加重。除了在炎症等因素的刺激下，自由基会在体内大量产生外，自由基还直接来自于我们吃的食物，尤其是食用油。因为大豆油、玉米油等日常食用油富含 Omega-6 不饱和脂肪酸，因此在高温下并不稳定，非常容易被氧化而产生自由基。所以，如果炒菜放了太多油，虽然味道会很香，但致病因子——自由基也会不少。

抗氧化物是中和自由基、减少体内炎症反应的"天然灭火器"，也是让你的身体内外都保持年轻的武器。但是，现代人常吃的加工食品中抗氧化物变少了，常用的烹调方式也不利于抗氧化物的保持，自由基却在逐渐增多。

1. 自由基与疾病

（1）自由基与心脑血管疾病　我们知道，血管内壁细胞受到"内伤"是冠心病发生的源头。而"内伤"的始作俑者不仅有大家熟知的胆固醇和甘油三酯，还有自由基。

一方面，自由基氧化血液中的脂质，然后再一同破坏血管的内壁细胞，引起内壁细胞肿胀和破损，从而给心脑血管疾病的发生埋下隐患。另一方面，某些脂质会在自由基的作用下堆积在受伤的血管内壁上，最终形成动脉粥样硬化，给心脑血管造成直接威胁。而这些被自由基氧化的脂质还会吸引有助于凝血的血小板聚集，这不仅会减慢血流速度，还会再产生大量自由基，加速动脉粥样硬化的发展。同时，自由基的突然大量增多会引起血管痉挛和收缩、血压升高。这些都威胁到心脑血管的健康。

（2）自由基与糖尿病　倘若自由基等致病因子引发的"内伤"发生在胰脏的胰岛细胞上，致使胰岛细胞无法成熟或过早死亡，就会使胰岛素分泌变得不正常，糖尿病的发生也就成为可能。

其实，在胰岛细胞中有专门清除自由基的系统，这也是正常细胞很难受到自由基侵害的原因。但如果免疫系统失去了平衡，胰岛细胞就很容易受到损伤，它们清除自由基的能力也会明显降低。于是，大量的自由基聚集在胰岛，进一步破坏胰岛细胞，影响胰岛素的分泌，最终引起 1 型糖尿病。而自由基对转移血糖的肌肉和脂肪细胞的损伤，会引发 2 型糖尿病。

（3）自由基与癌症　大家都知道多环芳烃、亚硝胺等是致癌物，但你知道吗，这些致癌物并不会直接导致细胞癌变，而要经过身体里的代谢活化，变成极其活跃的自由基后，才会真正对人体起作用。

由于癌细胞发展迅速，当已经占领的地方不能满足它们的需要时，它们就会设法转移，扩散到身体其他部位。但癌细胞的转移不是凭空飞跃、为所欲为的，它们需要借助血管搭建路径。没有"路"的时候，自由基会刺激血管再生，给癌细胞搭桥铺路，增加它们的转移途径；"路"不通了，自由基便会增强血管的通透性，使原本紧密排列的血管细胞变得稀疏，便于癌细胞的通过。于是，癌细胞向身体其他部位的侵略、进攻就变得很容易了。

2. 自由基的天敌——抗氧化物

这样看来，自由基似乎无孔不入，那如何清除自由基呢？抗氧化物。如果把引起我们"上火"的罪魁祸首自由基看作体内燃烧过旺的一把火，抗氧化物就是帮助我们的身体熄灭这把火、回复平衡状态的灭火器。

抗氧化物不仅被提取出来用于化妆品，帮助肌肤对抗自由基所产生的氧化；更可喜的是，它就在我们身边。其中，维生素 C、维生素 E、β-胡萝卜素以及硒被推举为抗氧化能力卓越的"四员大将"。维生素 C 的主要食物来源为柑橘类水果，草莓、青椒、西蓝花、绿叶蔬菜（如菠菜）、白菜、马铃薯；维生素 E 主要来自于麦胚、果仁、核仁、全谷物（粗粮）、绿叶蔬菜（如菠菜）、菜油、鱼肝油；β-胡萝卜素（维生素 A）主要来自于胡萝卜、南瓜、西蓝花、马铃薯、番茄、紫甘蓝、哈密瓜、桃子；硒主要来自于鱼、虾等海鲜，猪、牛、羊、鸡等肉类，谷物，蛋，蒜等。

维生素 C 又被称为抗坏血酸。之所以得名如此，一个原因就是维生素 C 具有很强的抗氧化作用，并且它能够溶于水，从而随着血液流到全身各处，抗击全身的自由基。不仅如此，维生素 C 还是伸张正义的"大侠"，把自由基抢夺走的维生素 E 的电子重新归还给维生素 E，使维生素 E 也加入了维生素 C 的大军，开始了抗氧化行动。

维生素 E 主要分布在细胞膜里，保护细胞，维持细胞的正常功能。有了维生素 E，白细胞等免疫警察才能正常工作，不会使体内"着火"；Omega-6 等不饱和脂肪酸才能不被自由基氧化；阻止血脂积聚在血管内壁的破损处，避免血管发生堵塞或硬化，从而预防心脑血管疾病。

要注意的是，维生素 C 由于溶于水，一旦过量就会被排出体外，不易储存，所以要时时补充，且一次补充量不宜太大，否则造成浪费。与维生素 C 不同的是，维生素 E 是溶于油脂而不溶于水的，比较容易储存；加上即使它被氧化了，也能够被足量的维生素 C 还原，所以不需要像补充维生素 C 一样时时补充。

很多人知道要经常补充 β-胡萝卜素，但却不知道为什么要多补充它。其实也是因为它具有很好的抗氧化能力。β-胡萝卜素不仅可以中断不饱和脂肪酸被氧化所带来的连锁反应，避免心脑血管疾病及癌症的发生；同时也能阻止眼睛中的细胞氧化，对抗白内障等眼科疾病。它还会转化成维生素 A，减少夜盲症等维生素 A 缺乏症的发生，更消除了单独补充维生素 A 过量后可能引起的恶心、脱发、嗜睡等中毒症状。

硒则是一种矿物质，它虽然不能直接帮助我们体内细胞挣脱自由基、实现抗氧化，但却是我们体内原本就存在的抗氧化物——超氧化歧化酶（SOD）进行抗氧化大战时的有力武器。

除此之外，大豆、茶叶和葡萄中还含有一种叫作黄酮类化合物的酚类物质，也是抗氧化的好手。这也是建议人们宜多吃豆类、多喝茶和红酒的原因。

有了这些对付自由基的抗氧化卫士，就可能让你的身体从外表到内在都远离自由基，减少"内伤"和炎症的生成，避免身体"失火"，恢复平衡状态。

3. 抗氧化食品大比拼

美国农业部对 100 种常见水果和蔬菜中的抗氧化物的含量进行了大比拼，其中脱颖而出的前 20 名见表 3。

表 3　水果、蔬菜的抗氧化物排名表

名次	名称	名次	名称
1	赤小豆（干）	11	草莓
2	野生蓝莓	12	红苹果
3	红芸豆	13	青苹果
4	斑豆	14	胡桃（山核桃）
5	种养的蓝莓	15	甜樱桃
6	蔓越莓	16	黑梅李
7	朝鲜蓟（法国百合）	17	甘薯
8	黑莓	18	黑大豆（豆豉）（干）
9	李子干	19	李子
10	红树莓	20	嘎拉苹果

（三）"降脂之宝" Omega-3 不饱和脂肪酸

提到脂肪，很多人会对它嗤之以鼻，因为想到了身上的赘肉，想到了油腻的肥肉。但脂肪也有好坏之分，Omega-3 不饱和脂肪酸就是对我们身体很重要的一种"好脂肪"。

原本，Omega-6 不饱和脂肪酸也和 Omega-3 不饱和脂肪酸一样，属于"好脂肪"。虽然两者在很多功能上截然相反，例如 Omega-6 不饱和脂肪酸促进炎症的发生，Omega-3 不饱和脂肪酸则与炎症对抗；但它们仍然比例相当地站在天平的两端，维持着我们身体的平衡。可是，由于 Omega-3 不饱和脂肪酸的食物来源很有限，并且它们非常不稳定，很容易被食品加工所破坏，所以，现在食物中 Omega-3 不饱和脂肪酸越来越少；相反，Omega-6 不饱和脂肪酸却越来越多，我们的身体不再平衡。

1. 认识 Omega-3 不饱和脂肪酸

Omega-3，又被写作 Ω-3、ω-3、n-3，中文音译成"欧米伽-3"。在结构上，Omega-3 不饱和脂肪酸是由碳碳原子连成的长链，其上还有氢、氧原子。这条长链有头有尾，并有 3~6 个不饱和键（双键）间隔地排列其中，因此得名多不饱和脂肪酸。可不要小看这些双键，正是它们决定了脂肪酸的活性。其中，最后一个双键因为距离长链的尾端有 3 个碳原子，而 Ω/ω 这个希腊字母正好表达了"终结、末尾"之意，所以就把这种营养物质叫作 Omega-3 不饱和脂肪酸，简写为 n-3。

看到这个名字，大家也许首先想到的是世界名表。这种物质也确实丝毫不比名表逊色，因为它对我们的生命、健康具有决定性作用。在我们的大脑细胞、视网膜、心脏组织、精液及母乳中，都大量存在 Omega-3 不饱和脂肪酸（约为总脂肪酸含量的 30%）。再回顾我们的一生，从小小的受精卵形成到白发苍苍的耄耋老人，都离不开 Omega-3 不饱和脂肪酸。真正被称为液体黄金的不应该是深海鱼油，而是其中所含的精华成分——Omega-3 不饱和脂肪酸。

从 20 世纪 70 年代 Omega-3 不饱和脂肪酸被发现以来，共有 22000 余篇关于 Omega-3 不饱和脂肪酸的论文发表；研究领域已从营养深入到治疗，涉及心脑血管疾病、癌症、糖尿病、肾病、类风湿、抑郁症、痴呆症以及多种炎症等 60 多种疾病。Omega-3 不饱和脂肪酸已成为世界上被研究得最深和最广的营养素之一。

更重要的是，在人类基因进化成功后的几万年里，Omega-3 不饱和脂肪酸一直与 Omega-6 不饱和脂肪酸对等地站在天平的两端，维持着我们身体的平衡。但在现代社会里，动物的饲养方式由放养变成了圈养，喂的饲料也从天然食物变成富含 Omega-6 不饱和脂肪酸的谷物；食品加工的飞速发展改变了食品的成分，破坏了其中尤为不稳定的 Omega-3 不饱和脂肪酸；加之我们饮食习惯的改变，大量植物油的摄入也增加了我们体内 Omega-6 不饱和脂肪酸的含量。这样，我们身体的天平失去了平衡，出现亚健康，这也成为现代很多病症发病的基础。于是，人们开始通过各种途径补充 Omega-3 不饱和脂肪酸，便有了方便补充 Omega-3 不饱和脂肪酸的深海鱼油。

实际上，深海鱼油并不是补充 Omega-3 不饱和脂肪酸的唯一方式，但是最好的一种方式。为什么这样说呢？因为存在于食物中的 Omega-3 不饱和脂肪酸主要有三种：①ALA（α-LNA/α-亚麻酸），化学名叫作十八碳三烯酸；②EPA，化学名是二十碳五烯酸；③DHA，化学名是二十二碳六烯酸。别看它们都属于 Omega-3 家族，但它们的功效和食物来源都不同。其中，ALA 相对稳定、易于保存，这也是目前食品添加剂多选择它的原因；但 Omega-3 的功效主要来于 EPA 和 DHA。因此，在选择 Omega-3 不饱和脂肪酸食品时，要知道食物中含有哪一种 Omega-3。一般来说：①蔬菜、水果、核仁/果仁等植物类食物中只含有 ALA，而没有 EPA 和 DHA；②鱼、虾等海鲜及深海鱼油是 EPA 和 DHA 的主要来源。

不过，随着部分海域遭受污染（更不用说淡水区域了），使得吃鱼并不安全。所以，食用高纯度的深海鱼油就不失为一个补充 Omega-3 不饱和脂肪酸的好选择了。另外，由于 Omega-6 不饱和脂肪酸与 Omega-3 不饱和脂肪酸的对抗性作用，也就是说，当 Omega-6 吃得太多时，Omega-3 的功效就不明显了；所以，在选用 Omega-3 食品时，应尽量选择 Omega-6 含量也较低的食品。

2. Omega-3 不饱和脂肪酸的功效

（1）降血脂的"脂肪"　顾名思义，高血脂就是指血液中的甘油三酯、胆固醇等脂肪含量过高。其实，在我们的血液中，有专门清除脂肪颗粒的"搬运工"——脂蛋白，它们的辛勤工作维持着血脂的平衡。但它们中有的勤快，有的懒惰。个头较小的高密度脂蛋白胆固醇工作非常认真，一刻不停歇地搬运脂肪，因此被授予"好胆固醇"的称号；但是，个头较大的低密度脂蛋白胆固醇却不老实，很容易就被血管内壁上的致病因子导致的"翘皮""裂缝"所吸引，然后就在缝隙处安营扎寨，集结甘油三酯和炎症细胞等物质，形成斑块，堵塞血管。所以它又被称为"坏胆固醇"。不过看到这种情况，Omega-3 不饱和脂肪酸就会"挺身而出，见义勇为"。其中 EPA 和 DHA 能有效地抑制甘油三酯的合成，同时会协助"好胆固醇"清理血管内壁积聚的脂肪，阻止致病因子对血管内壁的继续破坏，从而防止脂肪在血管壁上的沉积。因此，它们也被称为血管内的"清道夫"。大量研究证实，高甘油三酯的人群每天补充 3~4 克 EPA 和 DHA，两个月内就可以使甘油三酯下降 30%~50%，FDA（美国食品和药物管理局）还批准了 Omega-3 不饱和脂肪酸作为治疗高甘油三酯的药物。可见，Omega-3 不饱和脂肪酸是一种能降血脂的"好脂肪"。

（2）抗击心脑血管疾病　美国哈佛大学医学院的研究发现（参与人数达到

98462 人），Omega-3 不饱和脂肪酸的摄取量越多，冠心病发生的风险就越低。

Omega-3 不饱和脂肪酸中的 EPA 和 DHA 可以通过降低甘油三酯和"坏胆固醇"，以及保护血管的弹性来保护心脑血管的健康。不仅如此，EPA 和 DHA 还是技艺高超的"技师"，及时修复血管内壁破损的"翘皮"和"裂缝"，不给"坏胆固醇"留有可乘之机。同时，它们还当仁不让地担当起保护血管内壁细胞、恢复血管弹性、舒张血管、抑制血小板聚集的重任，在降低血脂的同时，还降低了血压，抑制血栓的形成。从而 Omega-3 不饱和脂肪酸保护了我们心脑血管的健康。

值得一提的是，Omega-3 不饱和脂肪酸还能够防止心律失常，起到预防心源性猝死的作用。哈佛大学医学院另一项研究显示，体内 Omega-3 不饱和脂肪酸含量高的人群，心源性猝死的发病率比 Omega-3 不饱和脂肪酸低的人群低 81%。另一项对 11000 余名冠心病患者追踪的临床研究发现，每天服用 1~2 克 Omega-3 不饱和脂肪酸可以显著降低心血管疾病患者的死亡率，尤其是降低心源性猝死的发生率可达 45%。

（3）"消炎之宝" 炎症的发生、发展不是无缘无故的，而是由炎症介质决定的。其中大部分炎症介质来源于不饱和脂肪酸。这种脂肪酸除了前面提到的 Omega-3 不饱和脂肪酸外，还有 Omega-6 不饱和脂肪酸。

同 Omega-3 不饱和脂肪酸一样，Omega-6 不饱和脂肪酸也是人体不能自身合成，需要从外界获取的必需脂肪酸，同样构成我们的细胞，并为细胞提供能量。然而，Omega-6 不饱和脂肪酸与 Omega-3 不饱和脂肪酸又有着明显的不同，它们需要共同竞争相同的代谢酶，生产出功能不同的产物。尤其在对待炎症方面，Omega-6 不饱和脂肪酸促进炎症的发生，引起身体的"失火"；Omega-3 不饱和脂肪酸则恰恰相反，缓解并抑制炎症，从而预防重大疾病的发生。

Omega-3 不饱和脂肪酸之所以能够降火、消炎，一方面是通过抑制 Omega-6 不饱和脂肪酸及其他能够促进炎症发生的物质的数量，间接控制炎症的蔓延；另一方面，Omega-3 不饱和脂肪酸可以产生直接抗炎的活性物质，熄灭炎症的"火焰"。因此，Omega-3 不饱和脂肪酸又被称为"消炎之宝"。

（4）抗击癌症 Omega-3 不饱和脂肪酸与 Omega-6 不饱和脂肪酸功能不同不只表现在对待炎症上，还表现在对待癌症这种令人生畏的重大疾病上。Omega-6 不饱和脂肪酸促进癌细胞的生长，Omega-3 不饱和脂肪酸则起到抑制的作用。已有大量的科研结果显示，增加 Omega-3 不饱和脂肪酸的摄入量可以延缓或抑制乳腺癌、结肠癌和前列腺癌的形成和生长；同时从癌细胞的产生、转移、扩散到凋亡，Omega-3 不饱和脂肪酸与 Omega-6 不饱和脂肪酸

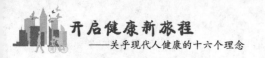
起着截然相反的作用，Omega-6 不饱和脂肪酸促进癌细胞的生长，Omega-3 不饱和脂肪酸则抑制、抗击癌细胞，保卫我们的细胞健康。

Omega-3 不饱和脂肪酸可以显著地改善晚期癌症患者和肿瘤恶病质病人的寿命及生活质量，并提高化疗效果，减轻他们的痛苦及某些抗癌药物的副作用。

（5）抗击糖尿病　我们都知道，血糖的高低是判断是否患有糖尿病的依据。但是，Omega-3 不饱和脂肪酸并不能直接作用于血糖，那为什么 Omega-3 不饱和脂肪酸还能抗击糖尿病呢？

其实，糖尿病的可怕不仅在于体内的胰腺受到了破坏、胰岛素的分泌和血糖的转移不再正常，致使血糖超标，更在于由此可能引发的全身性代谢紊乱。也就是说，除了血糖不正常外，血压、血脂和水分的循环甚至炎症反应也都不再正常，从而可能引起心脏、肾脏、眼等多个器官的并发症。Omega-3 不饱和脂肪酸则能够预防、调节血糖的转移以及控制糖尿病并发症，使糖尿病不再那么可怕。我们都知道，肥胖和能量过多摄入是糖尿病病人的大忌，而 Omega-3 不饱和脂肪酸这种特殊的脂肪（尤其是 DHA）非但不会增加我们的体重，反而能够帮助我们减轻体重。科学研究证实，Omega-3 不饱和脂肪酸有助于增加体内消化脂肪的酶，从而提高脂肪的新陈代谢，加速脂肪的燃烧和消耗；并从根本上减少脂肪细胞的数目和体积。这样，控制甚至减轻体重的同时也预防和抑制了糖尿病。

（6）抗击神经系统疾病　神经系统决定了我们的反应速度，调控着我们的七情六欲，直接影响我们的生活质量。一般来讲，神经系统疾病指大脑功能紊乱所导致的精神活动失常以及由神经系统所引起的器质性病变等，例如抑郁症、精神分裂症、老年性痴呆、帕金森病、多动症以及大脑或神经受损所致的瘫痪及相关神经功能失常等多种疾病。目前研究发现，大部分神经系统疾病皆是由于我们脑部化学作用的失衡或神经细胞死亡损失造成的，而这与 Omega-3 不饱和脂肪酸的含量密切相关。Omega-3 不饱和脂肪酸可以保持和保护脑部神经细胞结构的完整性，促进神经介质的传递，防止神经细胞死亡及促进受伤神经细胞的修复与再生，以此抗击神经系统疾病。

另外，刚产下孩子的孕妇容易患上产后抑郁症也可由此找到原因。胎儿在母体期间，尤其是孕期的后 3 个月，脑部开始迅速发育。这时，他们会从母体中吸取发育所必需的 Omega-3 不饱和脂肪酸。如果母体内的胎儿不能获得足量的 Omega-3 不饱和脂肪酸，就会造成早产和异常低体重儿的发生。不能忽视的是，不但胎儿需要 Omega-3 不饱和脂肪酸，母亲也不可少了对它的补充。否则，母亲在产下婴儿后，很可能由于缺少 Omega-3 不饱和脂肪酸而使脑部神经细胞功能异常，出现产后抑郁症。

所以，及时补充 Omega-3 不饱和脂肪酸就是给大脑"充电"，确保其结构和功能的完整性，即使在毒素、炎症等致病因子的刺激下受到些许损伤，也可被迅速修复。

（7）促进大脑发育　Omega-3 不饱和脂肪酸不仅可以抗击神经系统出现的伤病，还能够促进健康的大脑细胞发育，让我们变得更聪明。

在具有记忆功能的海马结构的脑细胞中，Omega-3 不饱和脂肪酸中的 DHA 占 30% 以上。Omega-3 不饱和脂肪酸还是大脑沟回突触神经的重要构成物质。同时，Omega-3 不饱和脂肪酸还可促进脑细胞的增殖和成熟、神经元突起的生长以及神经网络的形成，从而使脑容量增加、信息处理速度增快，有助于学习与记忆能力的提高。这不仅对成长中的婴幼儿尤其是早产儿的脑部发育有极大的益处，也可延缓脑部功能的退化，对老年性痴呆有很好的预防效果。目前已有不少人体实验证明这些功效了。

3. Omega-3 不饱和脂肪酸食品大比拼

目前，对 Omega-3 不饱和脂肪酸的补充量还没有一个明确的数字。但因其很安全，量可多可少，因人而异。美国心脏病学会推荐所有健康成人每周至少吃两餐肥鱼（深海冷水鱼为佳），最好每周能吃 4 次。一般来说，我们每天需要补充 Omega-3 不饱和脂肪酸的含量如表 4。

表 4　不同人群每日 Omega-3 不饱和脂肪酸补充量

不同人群	Omega-3 不饱和脂肪酸类别	每天补充量（克）	备注
健康人群	ALA	2.2	以素食为主者约为 4.4 克
	EPA	≥0.25	EPA+DHA≥0.65 克
	DHA	≥0.25	
孕妇及哺乳期妇女	EPA	≥0.25	EPA+DHA≥0.7 克
	DHA	>0.3	
心脏病人群	EPA+DHA	1	
高血脂（高甘油三酯）人群	EPA+DHA	2~4	

既然 Omega-3 不饱和脂肪酸对我们这么重要，那么什么食品中 Omega-3 不饱和脂肪酸的含量最多呢？现在就让我们揭晓食品比拼的结果吧！不过需

要指出的是，以下食品中的 Omega-3 不饱和脂肪酸含量只是一个大概的值，根据季节、地域和饲养方式的不同，Omega-3 不饱和脂肪酸的含量也会有变化。

第一组：海鲜。

海鲜主要补充 EPA 和 DHA，且通常 Omega-6 不饱和脂肪酸含量较少，见表 5。

表 5　海鲜 Omega-3 不饱和脂肪酸含量表

名次	名称	Omega-3 不饱和脂肪酸含量（克/100 克）	备注
1	鲑鱼（三文鱼）	1.5~2.2	主要是 EPA+DHA，含少许 ALA；含量取决于产地和饲养方式
2	鲱鱼	2.0	
3	鲭鱼	1.9	
4	金枪鱼	1.5	
5	沙丁鱼	1.4	含较多 Omega-6 不饱和脂肪酸
6	虹鳟	1.2	
7	黑鲈	0.75	
8	生蚝	0.4~0.6	
9	海虾	0.4~0.5	
10	海蟹	0.4~0.5	
11	乌贼	0.4	
12	带子	0.2~0.3	
13	鳕鱼	0.2	
14	龙虾	0.2	
15	蛤蜊（蚌）	0.1~0.2	

第二组：其他肉类及蛋、奶等动物食品。

①所有动物的脑组织中含有大量 Omega-3 不饱和脂肪酸（主要是 DHA，每 100 克中约含 1 克）。

②羊肉和兔肉中 Omega-3 不饱和脂肪酸含量较高，且 Omega-6/Omega-3 较低，每 100 克中含 2~4 克。

③猪肉、牛肉及禽类（鸡、鸭等）肉中 Omega-3 不饱和脂肪酸含量都很

低，且主要为 ALA；而且 Omega-6/Omega-3 较高，约为 10 ~ 20 克/100 克，人工饲养的更甚。

④蛋、奶中含有一定量的 Omega-3 不饱和脂肪酸（取决于所用饲料），但含量并不高。

第三组：蔬菜。蔬菜主要补充 ALA，含量见表6。

表6　蔬菜 Omega-3 不饱和脂肪酸含量表

名次	名称	Omega-3 不饱和脂肪酸含量（毫克/杯）	Omega-6 与 Omega-3 的比值
1	黄豆	1000	总油量高，比值为 8
2	肾形豆（菜豆）	300	≈1
3	豆腐	270 毫克/100 克	8
4	黑豆	180	≈1
5	菠菜	160	<1
6	西蓝花	120	<1
7	青豆	110	≈1
8	生菜	60	≈1

三、一日三"掺"指导手册

蔬菜、水果和鲜鱼，一日三餐这样"掺"；纤维素、抗氧化物和 Omega-3 不饱和脂肪酸，"三宝"一样也不少。粗粮谷物作主食，再加适量肉、蛋、奶；营养均衡谁能敌，健康长寿没问题！均衡饮食的秘诀，就是简简单单的三个字——"青（清）水鱼"。

（一）均衡饮食的秘诀

很多人都想知道，人到中年如何保持身材、控制体重？其实很简单，坚持运动，并在饮食方面做到均衡。那么，均衡饮食有没有秘诀，而不是像"什么都吃点"这种泛泛之谈呢？有人说，饮食无标准。其实，均衡饮食也有它的标准，我认为纤维素、抗氧化物和 Omega-3 不饱和脂肪酸共同存在的饮食，才是比较健康、比较科学的饮食。简而化之，就是"青（清）水鱼"。

怎么理解这三个字呢？三个字分开讲：青，青菜；水，水果；鱼，鲜鱼。前两个字组合：清水，大家要坚持每天多喝水。三个字组合在一起：清水鱼，就是指吃鱼时要吃生活在清洁的、未受污染的水域里的鱼。如果把它扩展开来，则具体要做到以下几点：

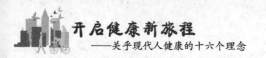

①选用新鲜、无污染的蔬菜、水果和鱼类；

②尽量选食农家养殖或放养的动物肉类，少吃大规模机械化饲养的动物肉类；

③水果和蔬菜要多样化，每天保持2~3种，并不断变换；

④多吃粗粮谷物，少吃细粮；或者注意粗细粮搭配；

⑤肉类最好以鱼肉为主，并配适量鸡、鸭、兔肉等白肉，少吃猪、牛、羊等红肉以及鸡蛋；

⑥多吃水果，多喝新鲜的果汁和绿茶；牛奶要喝脱脂的；

⑦烹调时注意能生吃的食物尽量生吃，尽量避免煎、炸、烤；

⑧多用橄榄油等含Omega-6不饱和脂肪酸较少的，或菜籽油、大豆油等含Omega-3不饱和脂肪酸较多的植物油，少用动物油（如猪油），不要重复使用煎炸过的油。

（二）超市健康购物清单

知道了均衡饮食的秘诀，具体该如何操作呢？首先从挑选和购买正确的食物原料开始。清单（表7）上所列都是富含纤维素、抗氧化物和Omega-3不饱和脂肪酸这"三宝"的食物。如果你在超市购物时按照清单所列内容购买，并且每天选择每组中的2~3种食品作为三餐，那么，就能保证你和你的家人摄入足够的"三宝"，以及其他均衡、有利健康的营养素。健康由自己做主，健康就是这么简单。

表7　超市健康购物清单

食品种类	食品名称	备注
食用油	橄榄油	
	菜籽油	
	亚麻子油	冷藏保存
	大豆油	
主食	燕麦、麦片粥	
	全麦面包/馒头	
	糠麸制品	
	米饭	糙米或白米
	其他全粮面食（如面条等）	
	煮熟的马铃薯	

食品种类	食品名称	备注
肉、蛋	鲜鱼	
	鲜虾、蟹等	野生最好
	鸡、鸭、鹅、兔等白肉	家养或放养
	猪、牛、羊等红肉	
	鸡蛋	Omega-3 鸡蛋最好
蔬菜	青豆、菜豆、赤小豆、黑豆、绿豆及豌豆等豆类	
	胡萝卜	
	菠菜	
	西蓝花	
	番茄	
	蘑菇	
	木耳	
	青椒	
	洋葱	
	海带	
	豆腐	
	豆芽	
	大白菜	
	油菜	
水果、坚果	草莓/蓝莓/黑莓	
	梨	
	苹果	
	橙子	
	香蕉	
	猕猴桃	
	哈密瓜	
	柠檬	
	芒果	
	胡桃仁	
	亚麻籽	

续表

食品种类	食品名称	备注
饮品	全果汁	鲜榨，含渣
	绿茶	
	红酒	
	清水/矿泉水	
	脱脂牛奶	
	汤	以自己煲汤为宜

（三）每日健康食谱（1人份）

早餐：1杯鲜榨全果汁（橙汁、胡萝卜汁或番茄汁）；1杯低脂（脱脂）牛奶；1碗麦片或燕麦粥；适量全麦面包/馒头；同时搭配1个煮鸡蛋或煎鸡蛋。

餐间零食：1盘水果（包括适量草莓、西瓜和香蕉）；1个梨；2包核桃仁（一包约50克）。

午餐：1瓶矿泉水（约500毫升）；绿茶；全麦面包/馒头/米饭；清蒸鲜鱼；鸡肉炒豆/炒核桃仁；蔬菜（胡萝卜拌西蓝花）；蒜蓉菠菜；1盘水果（包括适量哈密瓜、葡萄、草莓）。

餐间零食：1个苹果；1包豆制品。

晚餐：1瓶矿泉水；汤（蔬菜汤或骨头汤）；适量红酒；米饭/米粉/面食；1盘鲜鱼/鲜虾；鸡肉/猪肉/牛肉；凉拌木耳/蘑菇；番茄；青椒/青豆。

睡前零食：豆腐；酸奶配果仁；水果（猕猴桃/西瓜/橙子）；1根香蕉。

（四）《中国居民膳食指南》（2007）的几点建议

《中国居民膳食指南》（2007）中对一般人群的膳食给出了以下10条建议：

1. 食物多样，谷类为主，粗细搭配；

2. 多吃蔬菜水果和薯类；

3. 每天吃奶类、大豆或其制品；

4. 常吃适量的鱼、禽、蛋和瘦肉；

5. 减少烹调油用量，吃清淡少盐膳食；

6. 食不过量，天天运动，保持健康体重；

7. 三餐分配要合理，零食要适当；

8. 每天足量饮水，合理选择饮料；

9. 如饮酒应限量；

10. 吃新鲜卫生的食物。

求医不如求自己

王皓宇

出生于中医世家，现为天下同人深圳健康科技公司董事长。中医文化学者，著有《四圣弘医》《迈入中医之门》《深入浅出方解伤寒》《走过最远的路》等。

一辆新出厂的汽车，一般很少出现问题，而驾驶 15 年以上的车则经常出现各种问题。同样的道理，人得病也是人体脏腑功能下降的结果（尤其是常见的慢性病），如果"使用者"不能对人体"汽车"先天质量和"如何驾驶"充分了解，医生也不可能有多大用处，顶多只是救救急而已。汽车的零件可以更换，人体的脏腑、骨骼、肌肉和血脉很难更换。所以，作为身体的"使用者"，每个人都应该掌握身体的状况，清晰地知道如何使用它，而不是简单地"外包"给医院和医生。正如同医生不能代替病人吃饭一样，每个人最终是要自己管理自己的健康，应该以预防为主，做到"人人自医"。现代医院越来越呈集团化、大规模化发展，医院的科室非常细，看病的效率很低，时间成本和经济成本都非常大。而且大医院对于像失眠、手脚冰凉、焦虑、疲劳等功能性疾病经常缺乏有效方法。实践证明，这些日常的慢性病如果得不到有效的管理和预防，很容易发展成为大病。建立一种健康的生活方式，并掌握一些慢性病防治方法，"求医不如求己"，更有现实意义。每个人管理好自己的健康就是对社会和家人的最大贡献。

要实现"人人自医，求医不如求己"，中医比西医更有优势。西医更像实验室医学，所用大都是化学药品，距离老百姓生活较远，而且老百姓自己无法操作。而中医从饮食、穿着、起居等方面着手，更贴近生活。使用的治疗方法，如中草药，很多都是食品，来自于自然，就地取材，方便实施。按摩、刮痧等方法也便于操作，便于在家庭成员中互助。

我们常说"西医治病，中医治人"。中医的治疗思路，"绕过"了过分关注病毒，而把集中点放在人体自身的"质量"上。中草药的准确应用，在于最大限度调动人体的自我防御功能并减少疾病对脏腑的伤害，实现健康恢复。从这个角度讲，西医的营养疗法、支持疗法和中医在治疗思路上有接近之处。

深度比较中西医的差别，我们发现，这两种医学在表述方式和"世界观"上有很多不同。

中医通常所说的"气虚、阳虚、上火"，实际上是一种对人体功能性状态的描述。借用发动机的原理来看，"气虚"可能是指人体的运行状态不够良好，没有达到"标准的输出力量"，导致人体没有足够的力气，感到疲倦无力。"阳虚"可能是指人体的"氧化作用"或者"营养物质燃烧"不充分，导致手脚和背部的温度不够而怕冷；"上火"可能是指人体正常散热能力失常，内热过多积蓄在体内进入血脉，由于热浮冷降的自然机理，会导致口腔溃疡或者面部生疮。

西医关注化学分析、显微镜、B超，以及CT中具体看到了什么。如果看不到，就说明没病。但实际上，大量的诸如失眠、焦虑等慢性病属于功能性变化，不一定出现了器质性变化。而功能性疾病往往就是器质性疾病的前期病变。采用中医思路对功能性疾病提前干预，并建立起良好的生活方式，就是对严重疾病的一种预防。

中医是建立在"人与自然相统一"的一门学问，即：人类产生于自然，自然规律就是人的生命规律。从物理角度来看，影响人类生命活动的核心要素是阳光和水分。地球相对太阳的运动规律决定了温度，即寒热；水，即燥湿的重要程度毋庸置疑。通常来讲，温暖湿润的气候条件有利于生物的生长；炎热湿润的气候有利于生物开花结果；凉燥的气候条件会导致生物落叶归根；寒冷的气候条件会导致生物潜藏。从这个角度看，组成生命的化学结构是"果"，气候的寒热燥湿是"因"。中医研究的寒热燥湿变化是导致疾病的"因"，西医看到的化学结构是疾病出现的"果"。任何病毒、细菌的产生都与其所处的环境密切相关。从本质看，是环境的寒热燥湿制造了病毒和细菌。

中医的视角很像大禹治水，不去直接处理某个具体问题，而是通过疏导和改善水土环境的方法彻底解决水患问题。如果不能对日常出现的各种慢性病进行有效和系统的管理，则很难对中风、瘫痪、肿瘤等恶性疾病进行预防。

系统地做好疾病预防，应该在生活习惯中落实以下几个方面。

一、早睡早起，劳逸结合

睡眠是维护人体脏腑质量最重要的生活方式。对维护人体健康起着极端重要的作用。

对于人类来讲，春夏秋冬的四季交替运行，以及白天黑夜的交替对生命有着本质影响。春夏两季和白天，外界气候温暖湿润，人体的气血运行加速并流向皮肤和体表，鼓舞促进了生命的生长和代谢。秋冬两季和晚上，外界气候寒冷干燥，人体的气血运行变缓，气血更趋于流向体内和脏腑，有利于脏腑的滋养和生命能量的储备。生活常识告诉我们，黑暗的环境中有利于睡眠，实际是光促进人体气血运动加速而让人无法安静下来。

白天人体受到太阳万有引力的"牵引"和照射，人体血液从内向外宣发，在身体体表形成一道防御层，因此在白天我们只需要穿着衣服而不需要盖厚厚的棉被。在晚上，人体的血液内收于体内的脏腑，体表的抵抗力变弱，因此晚上睡觉中吹到冷风比白天更容易感冒。人体的"气"是人体实现运动的基本能量单元。白天，人体的阴阳转化模式是"由阴转阳"，人体有更多的能量（气）驱动人体去行动和思考；晚上，人体的阴阳转化模式是"由阳转阴"，人体内运行的气相对较少，人体主要呈睡眠状态，用于积蓄生命能量，血液回流到脏腑滋养五脏。

人体的脏腑通过血液来滋养，反过来，血液回流脏腑又会对血液起着净化作用。人体脏腑的质量和血液对脏腑的填充，两者相辅相成。人体功能的下降，通常来说就是存血量的损失和脏腑的"硬化"。硬化的脏腑缺乏足够"弹性势能"的储备，不能足够"出力"就无法承担人体正常的运行功能。现代绝大部分慢性疾病都与熬夜有关系。

早睡可以确保人体和自然规律吻合，借助自然力量让人体的血液从体表更多回流到体内，对脏腑进行滋养，同时也可以让脏腑对血液进行更高效的净化。长期熬夜，人体主要存血脏器——肝脏和肾脏都会快速老化。

在日常生活中，我们可以体会到，过度劳累会导致头晕脑胀，这是人体阳气过分消耗和外越导致的。人体的阳气来源于"精血"的转化，消耗过多就会导致阴亏，在炎热的夏天就会导致身体内很容易产生严重的内热令人昏厥。人体的眼睛能看、耳朵能听，也都得益于精血的滋养，如果精血亏损，很容易导致眼睛不能正常看，耳朵不能正常听。现代社会高发眼疾和耳鸣等疾病，从中医的角度来看，主要是因为晚睡加劳累导致精血过量消耗。《素问·生气通天论》说:"阳气者,烦劳则张,精绝,辟积于夏,使人煎厥。目盲不可以视,耳闭不可以听。"

"阳气者,精则养神,柔则养筋。"人体的阳气处于潜藏浓缩状态就是人体的"精",人体因为充满"精气"而能安定和"有神"。我们经常用"有精神"来形容一个人的身心健康状况。简单来说,"有精神"的人就是身体健康、睡眠良好、消耗少而不烦劳的人。清淡寡欲、早睡早起会让一个人以少消耗和"节省"的模式生活,这样消耗"精神"较少。人体的阳气处于生发状态称作"柔",对应的是自然界的春天。人体阳气的生发状态由人体的肝来实现,人体的肝气条达舒畅,阳气正常升降,则可以带动人体的津血正常升降,津血正常升降就会滋养人体的筋络,让身体更有弹性和调节能力。

人体的阳气升降失常就会导致毛孔开阖失调。寒邪入侵,血脉收缩,很容易导致血脉流通不畅,被瘀堵的血脉会导致能量郁结,郁结的能量积蓄化热会损伤正常的血脉组织。人体的经络连接着五脏,经络上的腧穴是五脏六腑的"窗口",邪气通过腧穴进入脏腑会导致各种疾病。

人体的津精血液是生命物质的基本来源,也是阳气的来源,起着滋养生命的作用。经过津血转化过来的阳气起着保护人体免受外邪的作用。阴阳两种物质在持续转化中实现动态平衡。如果人体中"由阴转阳"的功能亢盛,就会出现阳相对亢盛的一面。比如我们在情绪紧张、焦虑的时候,身体内的津血就会被过度"燃烧",转化为阳,阳亢就会导致人体血脉加速流动,出现各种实证。如果人体中"由阴转阳"的能力不足,阳不足就会出现阴盛的局面,导致人体内气鼓动宣发无力,不足以推动人体津液的运行和代谢,出现各种虚证。《素问·生气通天论》中说:"阴者,藏精而起亟也。阳者,卫外而为固也。阴不胜其阳,则脉流薄疾,并乃狂;阳不胜其阴,则五脏气争,九窍不通。"

从养生的角度来讲,长时间的紧张、焦虑、激动会导致人体"由阴转阳"的机能过度,进而引发人体在夜晚"由阴转阳"的机能失调,身体气血会被过度消耗,以及在身体上的分配不平衡而导致疾病,出现失眠等。而晚起、白天睡觉过多都会导致人体的阳气不能顺利生发,出现阳虚性疾病,如背痛、背冷、鼻塞等。调和阴阳、保持平衡并不是件容易的事情,除了遵守自然规律外,情志上的安宁平静也是非常重要的一部分。

保持阴阳平衡,抵御疾病的要点是:阳气需要正常并充足地从体内生发并宣发到体表,才能调动人体的血液和津液进行新陈代谢。阳气输布到人体体表才能实现人体的防御作用,并实现人体的生理调节作用和生态平衡作用。

而阴血和阴津要足够，并且能在运动中实现人体的生理作用。人体阴阳失衡，就如同四季气候失调，让人感到忽冷忽热。所谓"阴平阳秘，精神乃治；阴阳离绝，精气乃绝"。其中的"阴平"和"阳秘"都是指在饱满中取得相对平衡的状态。

现代人的生活节奏快、多动，晚上大运动量锻炼会导致血液过多外流，分配到皮肤，并不利于脏腑的滋养和休息。老年人可多做一些调养和滋养脏腑的八段锦和深呼吸练习，不要进行大运动量锻炼。

二、保持良好的饮食规律

目前中国，肠胃病的发病率差不多占到了总人群的20%，年龄越大，发病率越高，通常男性高于女性，经常反复发作，转化为癌症的概率也很高。胃肠病历来被医家视为疑难之症，一旦得病，需要长期治疗。肠胃病的种类很多，包括慢性肠炎、结肠炎、慢性胃炎（浅表性、糜烂性、萎缩性、反流性）、胃窦炎、胃溃疡、胃出血、胃穿孔、十二指肠溃疡等等。

从中医的视角看，脾、肠胃在五行属"土"。联想到自然界，我们吃的、用的都是来源于土地。我们生活产生的废料也会归入土，被土分解、消化并转化成营养物质重新供养给地球。土具有极强的包容和转化能力，我们的肠胃很像自然界的土，可以将食入的食物转化为营养物质储存在人体，将不需要的糟粕通过大肠排泄出去，如果脾胃的能力不足，身体很难健康起来。当然，脾胃功能良好意味着我们的脾土比较"肥沃"，有强壮的"变废为宝"和消化吸收的能力。

《素问·经脉别论》讲："食气入胃，散精于肝，淫气于筋。食气入胃，浊气归心，淫精于脉。脉气流经，经气归于肺，肺朝百脉，输精于皮毛。毛脉合精，行气于腑。腑精神明，留于四脏，气归于权衡。权衡以平，气口成寸，以决死生。饮入于胃，游溢精气，上输于脾。脾气散精，上归于肺，通调水道，下输膀胱。水精四布，五经并行，合于四时五脏阴阳，揆度以为常也。"

通常的肠胃病，患者吃东西经常有"胀"和"撑"的感觉，主要是肠胃的"弹性"被削弱。简单来说，肠胃的弹性是依靠有效的动脉供血、静脉回血、肠胃道里有足够的津液和温度四个要素来实现的。温度阳气不足，血管容易收缩变脆；津液不足，环境不够湿润温和；动脉供血和静脉回血不足，肠胃中的毛细血管容易堵塞，肠胃系统会越来越缺乏弹性。当"弹性"降低后，消化食物能力会持续下降，如果多吃产生了积食和宿食很容易化为"热"

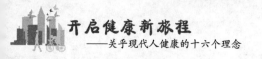
而出现上火症状。

从时间来看，早上 7 点到 9 点胃经当令，这时胃系统的活动最为活跃，而且会释放出大量胃酸，所以这时候必须吃食物来中和胃酸，而且，食物也需要大量胃酸来做第一步消化。如果经常不吃早饭，大量的胃酸就会向下流到十二指肠，十二指肠同胃相比，薄而脆，所以很容易被腐蚀、溃疡。另外，食物在胃中被消化后向下流到十二指肠，胆汁在十二指肠的位置由肝脏释放出来，帮助食物进一步在小肠被吸收，多余的胆汁储存在胆囊当中。

胆汁是在肝脏中被制造出来的，如果肠胃系统"脆化"，水分通过静脉系统回流到肝的功能会被削弱，长期以来，"肝藏血"的功能会越来越低，人体的胆汁、血液都会持续亏损，进一步引发持续的恶性循环。人体的新陈代谢、毒性物质的排泄、肌肉和器官组织的生长，营养物质的供应存储都依赖血液，血液亏虚会影响各种生理机能，引发多种疾病。

吃的食物过冷、过硬、过热、晚饭过多均会损伤肠胃周壁的毛细血管，从而损伤肠胃的弹性。肠胃受损后，人体吸收食物转化成血液的能力就会下降，身体五脏六腑的质量就会下降。脾胃系统的虚弱对水运化能力不足一方面不能让水液得到有效利用，导致身体缺水干燥，进而引发津液、血液缺损；另一方面，也会导致湿邪。

归纳一下，保持合理饮食习惯应做到以下几个方面。

1. 早晨 7 点前起床，一定要在 8 点 30 分之前吃早饭。

2. 米面是植物的种子，可以长成一棵完整的植物。中国人的主食还是应该是米、面、粥为主。

3. 午饭应该合理而又营养。

4. 晚饭应该尽量少而早。

5. 节制饮酒。

6. 尽量吃多汁、新鲜的食物。

7. 避免吃过冷、过热和刺激性的食物。

三、营造轻松愉悦的心情

现代社会高发焦虑症和抑郁症。很多抑郁症患者主要表现为显著而持久的情绪低落，抑郁悲观。轻者闷闷不乐、无愉快感、兴趣减退，重者痛不欲生、悲观绝望、度日如年、生不如死。在心境低落的基础上，会出现自我评价降低，产生无用感、无望感、无助感和无价值感，常伴有自责自罪，严重者出现罪恶妄想和疑病妄想，部分患者可出现幻觉。

在实际生活中，抑郁症的表现形式很多，但从根源归纳，大体是缺乏足够的"生命能量"去"面对"生活中的各种挑战和压力，临床表现的思维迟缓、悲观无力、情绪低落等，均可理解为缺乏足够的生命能量。

人体的五脏，依靠血液来滋养。血液亏虚后，脏腑就会逐渐"硬化"，脏腑应当承担的正常功能就会被削弱。从中医的角度看，人体的脏腑除了储藏物质层面的精、血、津、气等，亦藏有抽象层面的能量体。《素问·宣明五气》曰："心藏神，肺藏魄，肝藏魂，脾藏意，肾藏志，是谓五脏所藏。"从阴阳互为转化和互根的角度看，这些无形的神、魄、魂、意和志恰恰是有形的精血气转化来的。

人类的内心活动、思考以及情绪变化都会消耗能量。例如，大脑为了生存，每分钟需要 0.1 卡的热量。当集中精力玩游戏的时候，大脑每分钟消耗的能量大约是 1.5 卡。相比之下，人在行走的时候每分钟大约消耗 4 卡热量，而像踢足球等激烈运动则每分钟大约消耗 10 卡的热量。按照现代医学测算的结果，人体的神经单元每天会消耗肝脏存储血糖的 75%，而耗氧量占全身耗氧量的 20%。

紧张、忧虑、过度思考、恐惧的情绪一方面会造成人体消耗增大，对人体的"精血气神"过度消耗，提前透支，造成脏腑老化和"质量"下降；另一方面会产生较多的内热，反过来对脏腑造成灼伤，导致脏腑"硬化、脆化"；再者，身体在紧张、忧虑时，毛孔、肌肉和脏腑都会收缩，收缩会导致人体的吸气能力、排热能力和气血循环受阻，人体的动力循环和代谢效率降低，造成人体进一步积蓄内热和毒素，也会加速脏腑老化。

内心的焦虑、恐惧、紧张会对人体造成很大的危害，会直接损伤人体的五脏六腑。

人体的五脏既存有正面能量，又存有负面能量。例如肝的正面能量是仁，负面能量是怒；心的正面能量是喜，负面能量是妄；脾的正面能量是意，负面能量是思虑；肺的正面能量是魄，负面能量是忧；肾的正面能量是志，负面能量是恐惧。当人体的五脏精气被大量耗损时，负面的怒、忧虑、恐惧就会充斥着内心，超过一定的限度就会导致抑郁。

《素问·灵兰秘典论》说："心者，君主之官也，神明出焉……故主明则下安，以此养生则寿，殁世不殆，以为天下则大昌。主不明则十二官危，使道闭塞而不通，形乃大伤，以此养生则殃，以为天下者，其宗大危，戒之戒之。"这段话讲人体的"心"如果被"负面阴影"所蒙蔽，则五脏六腑的功能皆会失调，脉络道路的运转会堵塞，形体会损伤、养生不能，身体的"天

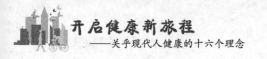

下"就会大危。

我们知道，抑郁症患者最直接的身心感受是"空虚"、无意义，这种"空虚"是人们的真实感受，本质是五脏精气"亏虚"，当精气亏虚时，我们的生命能量就不够充足，缺乏足够的生命能量去面对生活的各种压力和挑战，也缺乏继续快乐生活下去的勇气和能量。同时，当五脏的正气不足时，积累在五脏的邪气就会乘机出来"捣乱"，"邪不压正"时，严重的抑郁症患者经常会出现一些非常消极和负面的内心情绪，而这些负面的心理活动和情绪会进一步消耗人体的精气。由于抑郁症是长期五脏精气透支的结果，病患经常反复发作，所以需要做长期的准备，在抑郁症的治疗上，应该注意从治疗和养生两个角度同步推进。

在养生方面，应尽量减少对精气的消耗，大怒会"燃烧"肝中的血气，恐惧会消耗肾中的精气，大喜会消耗心气，悲痛会消耗肺气，思虑会消耗脾精。所以首先应该在情志上做到平静平和。另外，大量的内心活动也会消耗人体的精气，所以中国传统的养生推荐每天打坐冥想，将内心彻底平静下来，恬惔虚无，精神内守。《素问·生气通天论》中"阳气者，精则养神，柔则养筋""阳气者，烦劳则张，精绝"就是指这个道理。中国传统的养生八段锦、五禽戏等均有滋养五脏、令人安静的效果。

我们应该养成什么样的生活习惯，黑白颠倒，还是暴食暴饮？是豪饮无度，还是饮食有节？《黄帝内经》洋洋洒洒十几万字，就是教导人们该如何顺应自然。"上工治未病。"《黄帝内经》在治疗上采取的干预行为非常少，尽可能采用针刺、艾灸、意念疗法和食物疗法。从自然规律来看，健康最终还是要靠自己，做好之前讲到的四个方面，就会达到"形与神俱，而尽终其天年，度百岁乃去"的理想状态。

治未病才是高境界

刘继洪

广州中医药大学教授、主任医师、博士生导师，佛山市中医院治未病中心副主任，中国针灸学会耳穴专业委员会副主任委员，中华中医药学会外治分会副主任委员，广东省中西医结合学会治未病专业委员会副主任委员。

健康长寿是人之所望，健康长寿来自养生，养生也同其他活动一样，有其自身规律，这就是人们常说的"养生之道"。中医在养生理论和养生方法方面积累了丰富的经验。我国现存最早的一部经典医学著作《黄帝内经》，便确立了中医养生学的基本观点，提出了"圣人不治已病治未病"，并把善于"治未病"的医生称为"上工"。调养精气神是养生的重点，顺应四时是养生的规律，而"治未病"是养生的精髓，更是养生的高境界。

国家中医药管理局于 2007 年启动了中医"治未病"健康工程，经过多年试点和实践，目前已取得了一定的成效，全国二级以上中医医院开设"治未病"中心（科），更多基层医疗机构设立治未病服务站，越来越多的医务工作者参与到治未病事业中，以"治未病"理念为核心，针对个体健康状态，系统维护和提升个人整体功能状态，管理个人健康状态风险，实现"未病先防、既病防变、瘥后防复"的目标，努力构建我国中医特色的预防保健服务体系。

一、养生的精髓是"治未病"

养生，古代中医称为摄生、保生、道生、卫生等，"养"含有调养、补养、保养、护养、培养等意义；"生"是指人的生命。养生即保养人的生命，维护人的健康，是指以自我调养为手段，以推迟衰老、延年益寿为目的的综合保健方法，属于医学特有的概念，与现代保健二字的含义相似，主要对象是健康和亚健康人群，属于第一医学的范畴。中医养生学是在中医理论指导下，研究人类生命规律、衰老机制以及养生原则和养生方法的一门学科。它是一门实用性科学，是中医十分重要的分支学科，它凝聚了大量的前人的养生智慧与经验，强调饮食、情志、起居、运动、导引、时令、药物、针灸、推拿等对养生的重要作用。它包括一切物质的和精神的身心养护活动，贯穿于孕前、孕期、出生后，病前、病中、康复期全过程。它历史悠远，源远流长，内容丰富，内涵极深，为中华民族的繁衍昌盛做出了巨大贡献，现已得到全世界的肯定。

中医养生方法种类繁多，内涵丰富，其中有精神养生、四季养生、饮食养生、药膳养生、运动养生、武术养生、药物养生、外治养生、针刺养生、艾灸养生、拔罐养生、推拿养生、按摩养生、气功养生、娱乐养生、起居养生、艺术养生、旅游养生、房室养生等，不下数十种。

中医养生的理念精髓是什么？我们认为就是"治未病"。也可以说，养生是"治未病"的基本内容与举措。东西方医学在养生防病的操作流程、方法上虽有差异，但对养生的认知，观点是基本一致的。许多东西方学者认为：养生就是"治未病"。中医"治未病"这一未病先防理论涵盖健康人群的保健防病及亚健康的防治，为健康人群及亚健康人群提供了保持或恢复健康的养生文化和方式。

"治未病"思想发端于我国现存的第一部医书《黄帝内经》，迄今已有两千多年的历史，这一思想的伟大意义在于将"治未病"作为奠定医学理论的基础和医学的崇高目标，倡导爱惜生命，重视养生，防患于未然。"治未病"历来是中医的优势特色之一，并在长期的实践中起到了积极的指导性作用。十多年前，吴仪副总理在全国中医工作会议上关于发挥中医"治未病"的作用，以促进群众看病难、看病贵问题解决的讲话，更将这一学术问题提高到了前所未有的关乎全民健康的高度。

"预防为主"是我国现行的卫生工作方针之一，其实《黄帝内经》早在两千多年前就提出"圣人不治已病治未病，不治已乱治未乱，夫病已成而后医之，乱已成而后治之，犹为渴而穿井，斗不铸兵，不已晚呼！"《灵枢·逆顺》也强调"上工治未病"，指导人们"消未起之患，治未病之病。医无事之前，不追于既逝之后"，强调"上医医未病，中医医欲起之病，下医医已病之病"（出自孙思邈《千金要方》卷二十七）。这里将医学的研究对象分为"未病""欲病""已病"三种状态，将医学的功能分为上、中、下三个层次，即"上医"为维护健康的养生医学，"中医"为早期干预的预防医学，"下医"为针对疾病的治疗医学。"欲求最上之道，莫妙于治其未病"（出自《证治心传·证治总纲》）。强调养生防病是医学的主要目的与功能，这种医学观表现在许多医书之中，如《丹溪心法·不治已病治未病》指出："与其救疗于有疾之后，不若摄养于无疾之先。盖疾成而后药者，徒劳而已。是故已病而后治，所以为医家之法；未病而先治，所以明摄生之理。长此是则思患而预防之者，何患之有哉？此圣人不治已病治未病之意也。尝谓备土以防水也，苟不以闭塞其涓涓之流，则滔天之势不能遏；备水以防火也，若不以扑灭其荧荧之光，则燎原之焰不能止。其水火既盛，尚不能止遏，况病之已成，岂能治欤？"清·曹庭栋也指出："以方药治已病，不若以起居饮食调摄于未病。"以上论述树立了中医"治未病"的先进思想。《难经》拓展了治未病的概念："治未病者，见肝之病当传之于脾，故先实其脾气，无令所受肝之邪，故曰治未病。"明确显示出了"既病防变"的思想。中医"治未病"理念包括未病先防、既病防变和病后康复三个方面。"未病"不仅是指机体处于尚未发生疾病时的状态，而且包括疾病的动态变化中可能出现的趋向和未来时段中可能表现出的状态，包括疾病微而未显（隐而未现）、显而未成（有轻微表现）、成而未发（有明显表现）、发而未传（有典型表现）、传而未变（有恶化表现）、变而未果（表现出愈或坏、生或死的紧急关头）的全过程，是一个复杂的系统工程。包含预防、摄生、保健、调理、治疗、康复等方面的工作。在每一项工作中都有大量的任务有待我们去完成，都大有文章可做。

中医"治未病"从哪些环节入手呢？浩如烟海的中医典籍中有丰富的论述。尽管对"治未病"的每一个阶段所采取的方法和措施不尽相同，以下的认识却是中医最基本的和最具共性的要素。

（一）合理饮食：铺好健康基石

中医认为，气血是人体生命活动的物质基础，人之气血、津液、精血均来源于脾胃的生化。饮食合理则不病或病轻；反之，则多病或病重。因此，中医养生之要以食为本。古代中医即有"养生之要当以食为本"。古人多有此类告诫，"饮食有节"，以"五谷为养，五果为助，五畜为益，五菜为充，气味合而服之，以补精益气"；"勿使脯肉丰盈，常令约俭为佳"；"鱼脍、生菜、生肉、腥冷物多损于人，宜常断之"；"咸则伤筋，醋则伤骨，故每学淡食"；"要想小儿安，三分饥和寒"；吃饭"七分饱"等古训。在合理营养、平衡膳食方面，古人有很多有见地的论述，认为除正常养生之外，凡病更应从调理脾胃入手，先食之而后药之，即"善用药者，使病者而进五谷者，真得补之道也"。药物的输布、吸收、代谢同样依赖于脾胃的受纳、传化、运动功能，以使其升降斡旋，内通脏腑，外达肌肤。胃气一败，既失去健康的基础，又不能使药物直达病所，百药难为。特别是久病之人，服药太多、太杂，如不知速以护卫脾胃为救，抓紧时机扶助机体正气，治亦难见起色。所以无论何疾何病，只要有饮食欠佳一条表现，必重用调理脾胃之品，先使其胃气恢复，再辨证施治，其效果必然会增强。

（二）强身健体：补充健康动力

黄帝说："人有精气津液血脉，余意以为一气耳。"华佗的五禽戏、孙思邈的导引术、葛洪的调气法，古代医家创编的八段锦、易筋经、六字诀等健身气功，以及太极拳、太极剑、五脏按摩法、运气养生法，还有孙思邈的"发宜常梳、齿宜常叩、耳宜常鸣、腹宜常摩"等层出不穷的锻炼方法和现代各种健身方法无不是这一思想的体现和应用。运则立，动则健，机体正气的强弱、血液循环状况的良否、新陈代谢质量的高低、抗病能力的大小、疾病治疗和恢复程度的快慢等，都是运动成果的不断积累。在既病之前，运动疗法属于防的层次，在既病之后，运动又具有治疗和康复的意义。根据人的体质、年龄、性别的差异，制定不同的运动处方，以适应健身和疗疾的不同需要。如调整睡眠，治疗失眠、多梦的运动处方为早晨慢跑、打太极拳，睡前散步、摩擦脚心。这些做法既有利于健康者增强体质，又有利于患病者减轻病痛，同时对药物治疗起到积极的辅助作用。如此，则"骨正筋柔，腠理以密……谨道如法，长有天命"。

（三）养精调神：铸造健康支柱

精神状态是衡量一个人健康状况的首要标准。中医认为"恬惔虚无，真气从之，精神内守，病安从来"，喜、怒、忧、思、悲、恐、惊等情志的刺激是百病之源。因此，中医始终把心理调治作为防病健身、治病疗疾的第一步。中医在精神养生方面留下了许多宝贵的遗产与经验。如"得神者昌，失神者亡""百病生于气""食补不如神补""养生莫若养性""笑一笑，十年少；愁一愁，白了头""惊恐伤肾，过喜伤心，悲忧伤肺，过怒伤肝，思虑伤脾""静则神藏、躁则消亡""知足常乐""心病则用心药医""酒多伤身，气大伤人""以情制性"等名言，饱含了深厚的养精调神的内涵。医生为患者解决的不仅是身病，而且是心病，与患者心灵的拉近和沟通，是治疗身病的基础，从某种意义上说较之前者更为重要。从了解患者的精神因素入手，针对与病情有关的心理、情感障碍，应用开导、鼓励、暗示、转移等多种心理疗法，为患者开出可操作的精神疗法处方。在帮助患者消除精神障碍的同时，再辨证地开出药方，可收到事半功倍之效。

（四）科学用药：避免健康损伤

谈到治疗，中医有"齐毒药攻其中，砭石针艾治其外"的方针。"凡药有毒也，非止大毒小毒谓之毒，虽甘草、苦参，不可不谓之毒，久服必有偏胜。"中医对药物毒副作用和药源性疾病的认识，是非常超前和科学的，同样是治未病思想的延伸和发展。随着现代中药药理研究的深入，发现越来越多的中药对肾脏、肝脏等组织有一定的毒副作用，如木通、防己、青木香等已被临床少用。中药的安全性虽然较好，毒副反应虽然比化学药物小，但科学用药千万不要小视。

中医以"治未病"为思想和手段，是中医学的养生观，是现代健康养生之学，是中医学奉献给全人类的健康医学模式。目前各地成立的治未病中心和机构开展的种种具体工作是一场伟大的医学革命。但愿"治未病"的实践能健康、长久、深入地发展下去，为实现"人人享有健康"做出应有贡献。

有西方学者断言：中国传统的养生保健、延年益寿方法，历史悠久、理论深奥、经验丰富、效果确切，人类养生保健之精髓在中国！

二、养生的重点是养精气神

中医认为精、气、神为人体中的"三宝"，是人体生命活动之根本。历代医家中重视养生者都认为保养精气神是健身强体，防衰延年的主要原则和重要措施。

（一）养精：调养先天与后天之精

精有两种：一是指主管人体生育繁殖的物质，称为"先天之精"或"生殖之精"，另一种是指维持人体生命活动的基本物质，称为"后天之精"或"脏腑之精"。肾藏精，就是说肾的主要功能是指导这两种精都储藏起来，成为人体生长、发育、生殖的本源。因而肾被称为"先天之本"。先天之精，主要是从父母遗传而来，是生命之根。由于肾主藏精，精能生髓，因此，肾精充足，骨髓生化有源，骨骼就能得到骨髓的滋养而发育健壮，坚固有力。相反，骨髓空虚，骨骼就软弱无力。髓有骨髓和脊髓之分。脊髓上通于脑，"脑为髓之海"，属于奇恒之腑，其功能是主持人的精神活动。脑髓有赖于肾精的充养，肾精充足，脑髓就充实，进而思维记忆力强，视觉、听觉灵敏，精神充沛，并且智慧、精巧、多能，富有创造精神。所以《内经》说："肾者，作强之官，伎巧出焉。""作强"主要指的是人的体力和精力；"伎巧"指的是人的灵巧程度，用现代的话说，就是人体的智力。古代医家认为，一个人"体力"和"智力"的强弱，其根本在于人体的肾精。精的另一含义是指"后天之精"，来自于合理营养与平衡膳食，指营养物质，是吃喝得到的水谷精微，后天之精的充足主要依赖脾胃获得，与先天之精同样重要，所以中医有"脾胃为后天之本""得胃气则生""失胃气则死"等说法。养生必须养精，既要保养先天肾精，又要调养后天的水谷之精。

养精首先要注意食养、食补、食疗，常吃一些养精食物，如核桃仁、黑芝麻、鹿肉（人工养殖）、鹿筋、鹿胎、狗肉、羊肉、羊肾、牛髓、猪肾、乌鸡、鸭肉、鸽蛋、海参、虾、淡菜、干贝、黑鱼、鳝鱼、鳖、牡蛎、泥鳅、枸杞、山药、韭菜、板栗、莲子、扁豆、芡实、蜂乳、花生、牛奶、豆制品、桂圆、红枣等补益先天之精与后天之精的食材；在中医师指导下因人、因地、因时、因症而合理选用熟地黄、制首乌、菟丝子、益智仁、桑椹子、肉苁蓉、海龙、海马、鹿茸、鹿角胶、人参、黄芪、党参、黄精、白术、茯苓、蛤蚧、绞股蓝、刺五加等补益先天之精与后天之精的中药材。

经络按摩有利于养精。可每天按摩下丹田。下丹田在肚脐下 1.5 寸处。可以两手交叠按揉，把手掌劳宫穴对准下丹田，整个手掌覆盖肚脐（神阙门）和脐下 3 寸关元穴之间，顺时针按揉 60 次，逆时针按揉 60 次。每天早晚各按摩 1 次，每次按揉 120 次后，下丹田会发热、温暖。经常按摩可温精、保精，不让肾精外泄，也有利于改善消化功能，养后天之精。

（二）养气：正气存内，邪不可干

中医所说的"气"有两个含义：一是指构成人体和维持人体生命活动的精微物质，如呼吸之气、水谷之气等；二是指脏腑组织的功能，如脏腑之气、经络之气等。

人身之气，由于分布及功用的不同，而有不同的名称。最主要的是元气、宗气、营气和卫气。

元气，又称"原气"，是人体最重要、最基本的一种气。它发源于肾，由先天的精气与后天的水谷之气相合而成。它的功能是推动各脏腑组织的功能活动，促进人的生长和发育。它与人的健康状况有很大的关系。

宗气是由肺吸入的大自然清气与脾胃运化来的水谷精气结合而成，聚积于胸中，具有推动肺的呼吸和心血运行的作用。凡是声音、呼吸、心跳、气血的运行以及肢体的寒温、活动能力，都与宗气有关。

营气是从水谷精微中变化出来的一种精气，属阴。它源于脾胃，再传输到肺，进入脉道之中，成为血液的组成部分而不停地运转，营养人体各个部分。由于营气与血液同行脉中，二者生理功能基本相同，所以常以"营血"并称。

卫气也是从水谷精微中变化出来的一种精气，属阳。它分布在脉道之外，不受脉道约束。它是人体阳气的一部分，其性质剽悍，活动力强，行动快速，有防御外邪入侵的作用。还能温煦脏腑，润泽皮毛，调节体温，控制汗孔的开阖。

综上所述，人体各种气的来源有三：一是先天的肾中精气；二是后天的水谷之气；三是自然界吸入的清气。先天之气与后天诸气的总和，称为"真气"，或称"正气"，是人体生命活动的原动力。气还兼有统摄作用，可以保持脏腑器官位置的相对稳定，并可统摄血液，防止其溢于脉外，控制和调节汗液、尿液、唾液的分泌和排泄，防止体液流失。气还有气化作用，即通过气的运动，使人体产生各种正常的变化，包括精、气、血、津液等物质的新陈代谢及相互转化。《黄帝内经》中说："正气存内，邪不可干，邪之所凑，其气必虚。"风邪、寒邪伤害人体是有前提的，那就是身体里正气不足，邪气才有可能"乘虚而入"。所以，防止受邪很重要，这就是培养自己的正气，时常以"治未病"思想指导生活。

养气可选用牛肉、猪肉、牛奶、鸡蛋、豆制品、花生等食物，及人参、黄芪、党参、白术、山药、白扁豆、桂圆、大枣、刺五加、红景天、莲子、甘草等中药。劳逸结合，生活有规律，久行久卧也不利于养气。可以练太极拳、八字诀等传统健身术。

（三）养神：恬惔虚无、精神内守

中医认为，"神"是人的生命活动现象的总称，包含精神意识、知觉、运动等，由心所主宰，因此有"心神"之说。《黄帝内经》认为："神者，气血也。"气血是化生精神的基础物质，气血的多少与人的精神状态息息相关。气血充盛，则神志精明；气血不足，则精神萎靡。所以，气血虚弱的人常常没有精神。

神与肾和脑髓的功能密切相关。中医认为：肾主藏精，精能生髓，脊髓上聚于脑。中医古籍《灵枢》中说："脑为髓之海""肾通脑"。大脑为人体中的重要器官，俗称人体的"最高司令部"。脑主管人体的精神活动、意识思维，所以中医又有"脑为元神之府"的说法。中医理论认为，脑的一切功能活动是以肾精为物质基础的。如果肾的精气充足，脑髓便会充盈，人体便会精力充沛，思路敏捷，记忆力强，工作效率高，学习成绩好，听觉灵敏；若肾精不足，脑髓便会空虚，人体随之会出现眩晕耳鸣，甚至听力丧失；健忘，甚至痴呆；还会失眠多梦、腰腿酸软，行走无力，甚至下肢瘫痪。中医所说"肾者，作强之官，伎巧出焉"正是这个道理。

《黄帝内经》第一篇《上古天真论》这么说："恬惔虚无，真气从之，精神内守，病安从来？"这实际也是治疗当代人心灵疾病的一个良方。养神首先要善于调摄神志，避免情绪过极；讲究合理用脑，保持头脑清醒；注重陶冶情操，避免精神空虚。睡眠养神法、节欲养脑法、食物养神法、运动养神法、药物养神法、脑部按摩法均为中医养神的妙法，其内涵颇深，方法多样，内容丰富。

三、将养生融入日常生活中

对于养生，笔者认为应当树立正确养生观，以中医"治未病"理念为指导，不局限于疾病的预防保健，治未病应融入我们工作、生活的方方面面，回归成为良好的生活方式和习惯。

当今社会，很多人觉得养生是老年人专属的追求，年轻人、中年人几乎把所有精力投入到事业发展中，忽略了养生原本是一种对待生活的态度和习惯。我们知道，世界卫生组织（WHO）公布的影响健康的因素包含几个方面：60%是生活方式，15%是遗传因素，10%是社会条件，8%是医疗条件，7%是自然环境。因此，生活方式和习惯才是决定健康好与否的最大因素。"我的健康我做主！"良好的生活方式，系统的健康管理，可行的调养方案，能使我们更健康、更长寿、更快乐！

笔者曾经接诊过这样一个病患，28岁的小伙子，因为饮食不节，经常熬夜，爱喝啤酒，爱吃海鲜，痛风病犯，脚趾头肿得老高，疼痛难忍。笔者对症下药，对其进行针灸、中药调理以及饮食指导，要求其改掉不良习惯，半年以来，小伙子再也没有犯过痛风了。

养生不能只关注眼前利益，而要顾及长久之后的发展，这与中医"治未病"理念不谋而合，"上医治未病"，疾病的干预治疗应在欲病及起病时及时处理，等到病入膏肓，神医也爱莫能助。我们要将"治未病"思想融入工作和生活中去，而"治未病"主要突出两个方面，一个是预见性，一个是预防性。预见性是指一个人对事物发展的预判和前瞻，站得高才能看得远，你会预知生命与健康在不同阶段有不同特点，做到有所为有所不为；预见是洞察力也是约束力，人天生有惰性，更向往舒适又随心的生活，但人之所以为人，是因为有预见性、有自律性，不去做对身体不好、会影响健康的事情；而预防性，则是我们为达至健康长寿而采取的各种措施和方法，要善于掌握适合自己的养生保健方法，平时注意保养身体，培养正气，从提高机体抗邪能力和防止病邪侵袭两个方面预防疾病的发生。

近年我国政府推动的中医治未病健康工程有着巨大的医疗意义和社会效益，对每个中国人来说，注重自身的保健调养，提高自身生活质量，创造更多的社会价值，为自己、为国家节省大量的医疗资源，也是对社会、对国家的贡献。因此，构建中医特色预防保健服务体系将大大降低医疗成本，是利国利民的国家工程。

如何将养生方式变成日常工作、生活习惯的一部分？笔者认为应因人、因时、因地相制宜，比如上下班坚持骑自行车，每天有一定的运动量，抽空打打球等活动四肢；将八段锦、咏春、太极等养生功法的意形融入工作、生活动作中，追求无时不练功、无处不练功；出现身体不适及时进行自我辨证施养，如自行做脐针、腹针及耳穴疗法等中医干预方法以自我调养；饮食药膳方面，针对骨量减低早晚各喝一杯牛奶等。

现代人工作繁忙，不一定能抽出特定的时间、找到特定的地点来练习养生功法，可将这些养生功法的动作融入日常生活或者工作中。例如，笔者在帮病人针灸的时候，会保持站桩或者咏春里二字钳羊马的姿势，施针的时候会运用八段锦中"双手托天理三焦"及咏春小念头起势的意形动作。如此一来，通过这些简单的养生功法动作的融入，既能自我修炼不觉得劳累，又能运化天地之正气为病人施针治疗，往往取得意想不到的疗效。若出现疲倦犯困，可运用"日常耳穴保健按摩操"中"提位耳尖""按揉耳垂"两个动作，舒缓疲劳，提神醒脑；也可以按摩脐腹周，以内力按压住腹部，顺时针沿脐周画圆，意想腹中之肠道跟着双手在蠕动、翻腾，100次后再行逆时针按摩腹部100下，做完后会感到腹部有热感、舒畅轻松感，并以双手背内侧屈曲置于脊柱两旁，上下推理至腰骶部两侧，可强壮肾腰，以腰部发热为佳，这些简单动作具有温通阳气、健脾和胃、强壮祛病、养生延年的功效。

一般而言，要想达到健康生活习惯，简单来讲，需记住七个七口诀：七小时睡眠时间，七成饱的饮食量，七分的素食比例，七千步的运动量，七杯水的液体量，七彩的食物品种，七分淡食莫味重。

四、治未病的实操技能：体质辨识与体质调理

中医治未病养生有着独特的优势，通过辨体-辨病-辨证而施治，针对不同个体、不同体质采用不同的诊疗方案治疗及调养，使个体达到阴阳平衡状

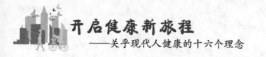
态。中医"治未病"理论涵盖了"未病先防、既病防变、瘥后防复"不同阶段，面向的是所有人的养生保健方法。而中医体质养生更是便捷之门。中医体质是指人体生命过程中，在先天禀赋和后天获得的基础上所形成的形态结构、生理功能和心理状态方面综合的、相对稳定的固有特质；是人类在生长、发育过程中形成的与自然、社会环境相适应的人体个性特征。

（一）中医体质分类与判定

中华中医药学会 2009 年发布了 ZYYXH/T157—2019《中医体质分类与判定》，将中国人的体质分为 9 种基本类型：平和质、气虚质、阳虚质、阴虚质、痰湿质、湿热质、血瘀质、气郁质、特禀质，每种体质有其独自的特征。

1. 平和质（A 型）

【总体特征】阴阳气血调和，以体态适中、面色红润、精力充沛等为主要特征。

【形体特征】体形匀称健壮。

【常见表现】面色、肤色润泽，头发稠密有光泽，目光有神，鼻色明润，嗅觉通利，唇色红润，不易疲劳，精力充沛，耐受寒热，睡眠良好，胃纳佳，二便正常，舌色淡红，苔薄白，脉和缓有力。

【心理特征】性格随和开朗。

【发病倾向】平素患病较少。

【对外界环境适应能力】对自然环境和社会环境适应能力较强。

2. 气虚质（B 型）

【总体特征】元气不足，以疲乏、气短、自汗等气虚表现为主要特征。

【形体特征】肌肉松软不实。

【常见表现】平素语音低弱，气短懒言，容易疲乏，精神不振，易出汗，舌淡红，舌边有齿痕，脉弱。

【心理特征】性格内向，不喜冒险。

【发病倾向】易患感冒、内脏下垂等病；病后康复缓慢。

【对外界环境适应能力】不耐受风、寒、暑、湿邪。

3. 阳虚质（C 型）

【总体特征】阳气不足，以畏寒怕冷、手足不温等虚寒表现为主要特征。

【形体特征】肌肉松软不实。

【常见表现】平素畏冷，手足不温，喜热饮食，精神不振，舌淡胖嫩，脉沉迟。

【心理特征】性格多沉静、内向。

【发病倾向】易患痰饮、肿胀、泄泻等病；感邪易从寒化。

【对外界环境适应能力】耐夏不耐冬；易感风、寒、湿邪。

4. 阴虚质（D型）

【总体特征】阴液亏少，以口燥咽干、手足心热等虚热表现为主要特征。

【形体特征】体形偏瘦。

【常见表现】手足心热，口燥咽干，鼻微干，喜冷饮，大便干燥，舌红少津，脉细数。

【心理特征】性情急躁，外向好动，活泼。

【发病倾向】易患虚劳、失精、不寐等病；感邪易从热化。

【对外界环境适应能力】耐冬不耐夏；不耐受暑、热、燥邪。

5. 痰湿质（E型）

【总体特征】痰湿凝聚，以形体肥胖、腹部肥满、口黏苔腻等痰湿表现为主要特征。

【形体特征】体形肥胖，腹部肥满松软。

【常见表现】面部皮肤油脂较多，多汗且黏，胸闷，痰多，口黏腻或甜，喜食肥甘甜黏，苔腻，脉滑。

【心理特征】性格偏温和、稳重，多善于忍耐。

【发病倾向】易患消渴、中风、胸痹等病。

【对外界环境适应能力】对梅雨季节及湿重环境适应能力差。

6. 湿热质（F型）

【总体特征】湿热内蕴，以面垢油光、口苦、苔黄腻等湿热表现为主要特征。

【形体特征】形体中等或偏瘦。

【常见表现】面垢油光，易生痤疮，口苦口干，身重困倦，大便黏滞不畅或燥结，小便短黄，男性易阴囊潮湿，女性易带下增多，舌质偏红，苔黄腻，脉滑数。

【心理特征】容易心烦急躁。

【发病倾向】易患疮疖、黄疸、热淋等病。

【对外界环境适应能力】对夏末秋初湿热气候，湿重或气温偏高环境较难适应。

7. 血瘀质（G型）

【总体特征】血行不畅，以肤色晦暗、舌质紫黯等血瘀表现为主要特征。

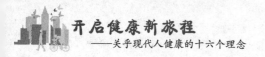

【形体特征】胖瘦均见。

【常见表现】肤色晦暗，色素沉着，容易出现瘀斑，口唇黯淡，舌黯或有瘀点，舌下络脉紫黯或增粗，脉涩。

【心理特征】易烦，健忘。

【发病倾向】易患癥瘕及痛证、血证等。

【对外界环境适应能力】不耐受寒邪。

8. 气郁质（H型）

【总体特征】气机郁滞，以神情抑郁、忧虑脆弱等气郁表现为主要特征。

【形体特征】形体瘦者为多。

【常见表现】神情抑郁，情感脆弱，烦闷不乐，舌淡红，苔薄白，脉弦。

【心理特征】性格内向不稳定、敏感多虑。

【发病倾向】易患脏躁、梅核气、百合病及郁证等。

【对外界环境适应能力】对精神刺激适应能力较差；不适应阴雨天气。

9. 特禀质（I型）

【总体特征】先天失常，以生理缺陷、过敏反应等为主要特征。

【形体特征】过敏体质者一般无特殊；先天禀赋异常者或有畸形，或有生理缺陷。

【常见表现】过敏体质者常见哮喘、风团、咽痒、鼻塞、喷嚏等；患遗传性疾病者有垂直遗传、先天性、家族性特征；患胎传性疾病者具有母体影响胎儿个体生长发育及相关疾病特征。

【心理特征】随禀质不同情况各异。

【发病倾向】过敏体质者易患哮喘、荨麻疹、花粉症及药物过敏等；遗传性疾病如血友病，先天愚型等；胎传性疾病如五迟（立迟、行迟、发迟、齿迟和语迟）、五软（头软、项软、手足软、肌肉软、口软）、解颅、胎惊等。

【对外界环境适应能力】适应能力差，如过敏体质者对易致过敏季节适应能力差，易引发宿疾。

（二）体质调理操作

中华中医药学会2018年9月发布团体标准 T/CACM1097—2018《中医治未病技术操作规范·体质调理》，指导医务、保健人员及广大群众正确使用养生保健技术，对体质偏颇者制定详细的个性化体质调养方案，易于实际操作，以达"未病先防"、维护健康的目的，笔者将其主要内容节选整理如下，以供读者参考。

1. 平和质

【环境起居】起居顺应四时阴阳，劳逸结合，生活规律。

【形体运动】适度运动即可，如散步、八段锦、健身舞、太极拳（剑）、五禽戏。

【情志调适】清净立志、开朗乐观、心态平和、乐于合作、与人为善、培养兴趣爱好。

【音乐调摄】根据个人喜好选择音乐。

【穴位保健】

①穴位按摩：选足三里、涌泉、三阴交、关元、气海。每穴揉按2分钟，每天1~2次。

②耳穴按摩：选脾、肾、神门、肝、胃。每穴揉按1分钟，每天1~2次。

【食疗】食物多样化，饮食平衡有节，四时调补，气味调和，不可偏寒偏热。

2. 气虚质

【环境起居】夏当避暑，冬当避寒，避免过劳。

【形体运动】偏于柔缓的运动，如散步、太极拳（剑）、八段锦、五禽戏等；"六字诀"以练吹字功为主。

【情志调适】应清净养脏，祛除杂念，知足常乐，豁达乐观，不躁动，少思虑，不宜过思过悲。

【音乐调摄】欣赏具有田园、山野等自然风格、轻柔和缓的乐曲。可选宫调式乐曲，如《春江花月夜》《月儿高》《高山》《流水》《月光奏鸣曲》。选择清静舒适环境，全身放松，以40~60分贝最为合适，一次倾听30分钟。

【穴位保健】

①穴位按摩：选足三里、气海、百会。每穴揉按2分钟，每天1~2次。

②穴位灸：选足三里、曲池、中脘、三阴交、绝骨、血海、心俞、肺俞、肝俞、脾俞、胃俞、肾俞、关元俞。悬灸、温和灸；每次10~15分钟，施灸部位出现红晕为度。

③耳穴按摩：选肺、脾、肾。每穴揉按1分钟，每天1~2次。

【药膳】

①红枣黑米粥

组成：红枣50g，黑米200g，粳米200g。

制法：将红枣、黑米、粳米淘洗干净，加入水，用微火煮成粥，加入冰糖即可。每周3次。

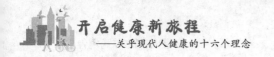

适用人群：补中益气，养血安神。适用于气血俱虚人群。

②党参茄夹

组成：茄子 150g，党参 30g。

制法：党参用开水浸泡后，切成末，茄子切成夹状备用，将肉末和党参加入盐等调味，搅拌均匀，放入茄夹内，糊上面粉炸成金黄色。锅里留少许油，放入蒜末、生姜末、豆瓣酱等调成汁，将炸好的茄子稍稍勾薄芡即可出锅。

适用人群：补中益气。适用于易感疲劳人群。

③益气甲鱼盅

组成：甲鱼 1 只，党参 15g，北沙参 10g，青菜 2 颗。

制法：甲鱼宰杀，洗净斩块，焯水；加料酒、姜片、火腿片等煨 20 分钟左右，移入炖盅内，加党参、北沙参蒸至酥烂，加焯水青菜，盐、味精等调味即可。

适用人群：益气养阴，补虚强身。适用于气血不足所致的神疲气短、口燥咽干、不思饮食、潮热自汗、腰膝酸软等症状。

【食疗】常食益气健脾、营养丰富、易消化食物，如粳米、糯米、小米、大麦、山药、土豆、大枣、香菇、鸡肉、鹅肉、兔肉、鹌鹑、牛肉、青鱼、鲢鱼、鳜鱼、鳝鱼等，少吃耗气食物如青萝卜、槟榔、空心菜、金橘等。

3. 阳虚质

【环境起居】避免过劳，春夏培补阳气，秋冬避寒就温，多淋日光浴，注重足下、背部及丹田部位的保暖，避免大汗、醉酒，忌熬夜，节房事。

【形体运动】动作宜柔缓，可选练八段锦、太极拳（剑）、五禽戏（虎戏、散步）；"六字诀"以练吹字功为主。

【情志调适】沉静内敛，防止惊恐，知足常乐，豁达乐观，不宜大喜大悲。

【音乐调摄】多听欢快、喜庆的音乐。可选徵调式乐曲，如《步步高》《解放军进行曲》《卡门序曲》等。要求：选择清静舒适环境，全身放松，以 40~60 分贝最为合适，一次倾听 30 分钟。

【穴位保健】

①穴位按摩：选中脘、天枢、关元、足三里、膈俞、脾俞、胃俞、肾俞。每穴揉按 2 分钟，每天 1~2 次。

②穴位三伏贴：参考 ZYYXH/T176—2010。

③穴位灸法：选百会、大椎、命门、腰阳关、足三里、关元、心俞、肺

俞、肝俞、脾俞、胃俞、肾俞、关元俞。隔姜灸、悬灸、温和灸；每次 10~
15 分钟，以施灸部位出现红晕为度。

④耳穴按摩：选脾、肾、皮质下、肾上腺、神门。每穴揉按 1 分钟，每
天 1~2 次。

【药膳】

①粟米粥

组成：粟米 200g，红糖 30g。

制法：粟米淘洗干净，放入锅中，加清水，旺火烧沸，再改用小火熬至
粥成。加入红糖调匀即可。

适用人群：益肾补虚，清热利尿。适用于虚弱劳损，脾胃阳虚等症。

②羊肉山药粥

组成：瘦羊肉 100g，生山药 50g，粳米 100g。

制法：先将羊肉与山药分别煮至熟烂，剁如泥状，与粳米加水熬制成粥。

适用人群：益气补虚，温中暖下。适用于虚劳羸瘦、饮食喜热怕冷、阳
痿者。

③羊肉白玉脯

组成：羊肉 100g，白萝卜 1 根，枸杞 3g，淮山药 10g，茯苓粉 10g。

制法：萝卜中间挖空成心形，羊肉末中加入料酒、盐、味精、淮山药、
茯苓粉，搅拌均匀，放入萝卜内，撒上枸杞若干，蒸熟即可。

适用人群：健脾养血，补肾壮阳。适用于气血亏虚、虚劳羸瘦、腰膝酸
软及四肢厥冷者。

【食疗】宜食甘温、温阳食品。如牛羊狗肉、葱、蒜、花椒、鳝鱼、韭
菜、辣椒、胡椒、栗子等；少食生冷寒凉食物，如黄瓜、藕、梨、西瓜等。
"春夏养阳"，夏日三伏每伏食附子粥或羊肉附子汤一次。平时可用羊肉炒莴
笋、韭菜炒胡桃仁、当归生姜羊肉汤、韭菜炒胡桃仁。

方剂：生姜红糖茶。

组成：生姜 10g，红糖 30g。

制法：将生姜洗净，切丝，与红糖一同放入杯中，以开水冲泡，代茶
饮用。

适用人群：祛风散寒。适用于怕冷、面色苍白和大便稀溏等人群。

4. 阴虚质

【环境起居】夏应避暑，秋冬养阴；居室安静，忌熬夜，节房事，避免大
汗、醉酒，不做剧烈运动，不在高温下工作。

【形体运动】宜动静结合，不宜大汗，及时补水。可选太极拳（剑）、游泳、散步、叩齿生津咽津功。"六字诀"以练呵字功为主。

【情志调适】沉着冷静，切忌急躁，不争强好胜，豁达宽容。

【音乐调摄】舒缓、悠扬音乐。可选角调式乐曲，如《江南丝竹乐》《春风得意》《摇篮曲》《春之声圆舞曲》《蓝色多瑙河》；羽调式乐曲，如《二泉映月》《平沙落雁》《小河淌水》。要求：选择清静舒适环境，全身放松，以40~60分贝最为合适，一次倾听30分钟。

【穴位保健】

①穴位按摩：选太溪、照海、涌泉、阴陵泉、三阴交。每穴揉按2分钟，每天1~2次。

②耳穴按摩：选肺、肾、肾上腺、内分泌、神门、皮质下；每穴揉按1分钟，每天1~2次。

【药膳】

①沙参山药粥

组成：沙参、山药、莲子、葡萄干各10g，粳米50g，冰糖适量。

制法：先将山药切成小片，与莲子、沙参一起浸泡1小时，放入粳米及葡萄干，加水用大火煮沸，再用小火熬成粥，加冰糖调味。

适用人群：健脾养阴。适用于胃阴虚引起的食欲不振。

②石莲大枣粥

组成：鲜石斛15g，莲子10g，大枣15枚，粳米50g。

制法：莲子泡开，稍煮片刻；石斛加水久煎取汁约100mL，去渣；与大枣、粳米同入锅中，煮沸后改用小火熬至粥成。

适用人群：养阴生津，适用于咽干口渴者的调理。

③二参甲鱼盅

组成：甲鱼1只，党参15g，北沙参10g，青菜2棵。

制法：甲鱼宰杀，洗净斩块，焯水；加料酒、姜片、火腿片等煨20分钟左右。移入炖盅内，加党参、北沙参蒸至酥烂。加焯水青菜、盐、味精等调味即可。

适用人群：益气养阴，补虚强身。适用于气阴不足所致的心烦、心悸。

服用周期：每周3次，连服1个月为一个干预周期。两个干预周期间休息3~5天。

【食疗】食宜甘凉滋润食物，如梨、百合、银耳、木瓜、菠菜、无花果、冰糖、茼蒿等；少食葱、姜、蒜、花椒、荔枝、茴香等辛辣燥热之品；平时可用木耳莲子百合羹。

方剂：益气养阴茶。

组成：党参 2g，黄芪 2g，麦冬 2g，五味子 1g。

制法：将 4 味药材用清水洗净，放入杯中；用 90℃左右的热水冲泡，加盖 10 分钟后饮；一般泡 4~5 杯后换药。

适用人群：适用于疲劳乏力、睡眠欠佳的调养。

5. 痰湿体质

【环境起居】远离潮湿，阴雨季避湿邪侵袭，多户外活动，洗热水澡，穿棉衣，晒太阳。

【形体运动】环境温暖宜人之处长期坚持锻炼，以动养神；可选慢跑、健身舞、韵律操、竞走、登山、骑自行车、太极拳（剑）、八段锦；"六字诀"以练嘘、呵字功为主。

【情志调适】多参加社会活动，培养广泛兴趣爱好，不过度思虑，豁达乐观。

【音乐调摄】激昂高亢的音乐。可选徵调式乐曲，如《山居吟》《文王操》《樵歌》《渔歌》《步步高》《解放军进行曲》《狂欢》《卡门序曲》。选择清静舒适环境，全身放松，以 40~60 分贝最为合适，一次倾听 30 分钟。

【穴位保健】

①穴位按摩：选丰隆、足三里、中脘、阴陵泉、天枢、三阴交点按；每穴揉按 2 分钟，每天 1~2 次。

②穴位刮痧：参考 ZYYXH/T159—2010。

③耳穴按摩：可选肺、肾、内分泌、脾、皮质下；每穴揉按 1 分钟，每天 1~2 次。

【药膳】

①芡实米仁燕麦粥

组成：芡实 50g，薏苡仁 100g，陈皮 10g，燕麦 100g。

制法：将芡实、薏苡仁、陈皮、燕麦加水熬制成粥。

适用人群：健脾利湿，理气化痰。适用于舌苔白腻，痰多者。

②山药苡米糯米粥

组成：山药 100g，薏苡仁 50g，佩兰叶 10g，糯米 100g，菱角粉 50g。

制法：山药切片，薏苡仁用水泡开。佩兰叶泡开。加入糯米，煮成粥后加入菱角粉，调匀食用。

适用人群：祛痰利湿。适用于食欲不振，痰多口黏，胸脘痞闷，身重乏

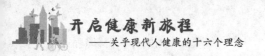

力，苔白厚，脉滑等。

③冬瓜海带瘦肉盅

组成：冬瓜100g，海带100g，猪瘦肉100g。

制法：冬瓜连皮切块；海带泡发，洗净，切段；猪瘦肉洗净，切块，沸水中汆去血水；冬瓜、海带、猪瘦肉加清水，武火煮沸后小火炖2小时，加盐调味即可。

适用人群：清热化痰，利水消肿。适用于平素痰多，舌苔白腻，身形肥胖者。

【食疗】食宜甘温、健脾利湿食物。常吃冬瓜、红小豆、扁豆、白萝卜、南瓜、紫菜、洋葱、薏苡仁、包菜、茯苓、海参、鲍鱼、杏子、荔枝、柠檬、樱桃、杨梅、槟榔、佛手、栗子等；少食甜黏油腻，少喝酒，勿过饱，少吃油盐、贝类海产品；忌吃生冷性寒之品，忌吃饴糖、柚子、李子、柿子、肥肉。

方剂：桂花陈皮茶。

组成：桂花2g，陈皮3g。

制法：80℃开水冲泡，代茶饮。

适用人群：化痰散瘀，理气燥湿。适用于舌苔白腻，面色萎黄者。

6. 湿热体质

【环境起居】避暑湿（热），干燥通风，多户外活动。

【形体运动】长期坚持运动，如健身舞、韵律操、骑自行车；"六字诀"以练呼字功为主。

【情志调适】开展放松心情的活动，放松身心，愉悦心情，陶冶性情，锻炼耐性，忌急躁易怒。

【音乐调摄】可经常听一些悠闲、和缓的音乐。中国古典音乐中的古琴、萧独奏等。可选宫调式乐曲，如《春江花月夜》《月儿高》《月光奏鸣曲》《高山》《流水》《摇篮曲》。选择清静舒适环境，全身放松，以40~60分贝最为合适，一次倾听30分钟。

【穴位保健】

①穴位按摩：选穴：丰隆、足三里、曲池、阴陵泉、合谷、三阴交；每穴揉按2分钟，每天1~2次。

②穴位拔罐、刮痧：大椎穴拔罐、督脉或膀胱经刮痧。

③耳穴按摩：可选脾、三焦；每穴揉按1分钟，每天1~2次。

【药膳】

①山药苡米糯米粥

组成：山药 100g，薏苡仁 50g，佩兰叶 10g，糯米 100g，菱角粉 50g。

制法：山药切片，薏苡仁用水泡开，佩兰叶布包泡开，加入糯米，煮成粥后加入菱角粉，调匀食用。

适用人群：祛痰利湿。适用于食欲不振，痰多口黏，胸脘痞闷，身重乏力，苔白厚，脉滑等。

②清暑鱼圆煲

组成：藿香 15g，石菖蒲 5g，佩兰 10g，鱼茸 200g。

制法：先将藿香、菖蒲、佩兰加水煮出药汁。鱼茸加入蛋清、生姜水打上劲，装入裱花袋中，烧锅水，待水开后将鱼茸慢慢挤入沸水中，做成鱼圆。锅中加入清汤、姜片、鲜菌菇、鱼圆、火腿丝、料酒、盐、味精等，烧开后入药汁、菜心即可。

适用人群：适用于夏季感受暑湿、呕吐泄泻、食欲不振等症。

③野菊花薏仁乌鸡盅

组成：乌鸡 1 只，野菊花 8g，薏苡仁 20g，淮山药 8g，生姜 5g，火腿 10g，加饭酒适量。

制法：薏苡仁洗净；乌鸡切成块，然后过沸水，将焯过水的乌鸡块加入盐、生姜块、火腿片、加饭酒、水，炖 20 分钟左右，与高汤及野菊花、薏苡仁、淮山药等一同装入炖盅里，放进蒸箱蒸 40 分钟后，调味即可。

适用人群：益气清热，祛湿安神。适用于脾胃气虚、湿热内蕴引起的食欲不振、肢体乏力。

【食疗】食宜甘寒、甘平，清热利湿食物。如红小豆、绿豆、薏苡仁、芹菜、黄瓜、冬瓜、藕、荸荠、西红柿、草莓、茵陈蒿；可适量吃苦瓜、苦苣、西瓜；少食甜黏油腻，少饮酒，少吃油盐；忌辛温、滋腻，勿过饱；可饮石竹茶、苦丁茶、莲子心、竹叶、玉米须泡茶饮。

方剂：风荷清凉茶饮。

组成：荷叶 10g，金银花 10g，菊花 10g。

制法：沸水冲泡即可。

适用人群：清热解毒、祛湿，有减肥作用。为夏季消暑之佳品。

7. 血瘀体质

【环境起居】居住宜温不宜凉；冬应防寒；多户外活动。

【形体运动】户外运动强度要适中，小负荷、多次数的活动，如舞蹈、步行健身法、太极拳（剑）、五禽戏、导引。

【情志调适】积极乐观，开朗豁达，宽以待人，陶冶性情。

【音乐调摄】选择激昂高亢、令人振奋的音乐，可选徵调式乐曲，如《山居吟》《文王操》《樵歌》《渔歌》《步步高》《解放军进行曲》《狂欢》《卡门序曲》。选择清静舒适环境，全身放松，以 40~60 分贝最为合适，一次倾听 30 分钟。

【穴位保健】

①穴位按摩：选阿是穴、足三里、血海、阳陵泉、曲泽、太冲、膈俞；每穴揉按 2 分钟，每天 1~2 次。

②拔罐、刮痧：大椎穴拔罐、督脉或膀胱经刮痧。

③耳穴按摩：选心、脾、肝、三焦；每穴揉按 1 分钟，每天 1~2 次。

【药膳】

①桃仁粥

组成：桃仁 10g，粳米 100g。

制法：桃仁、粳米加水熬制成粥。

适用人群：祛寒化瘀止痛。适用于不明原因的疼痛，唇色紫暗，女性痛经等。

②当归炖鸡盅

组成：鸡 1 只，当归 15g，姜片 5g，火腿片 10g。

制法：鸡宰杀后，去掉杂毛和内脏，洗净焯水；置砂锅内，加料酒、姜片、火腿片等用文火炖约 20 分钟；放入盅内，加当归片蒸 35 分钟即可。

适用人群：活血补血益气，健脾温中。适用于面色萎黄、经常头晕等人群。

③丹参炒里脊

组成：丹参 5g，蘑菇 30g，猪里脊肉 100g。

制法：丹参加水煎煮，取浓煎液备用；蘑菇切片；猪里脊肉切丝，加料酒、丹参水、姜汁、生粉、盐搅拌均匀；起油锅，加素油烧热，入猪里脊肉滑炒后，加入蘑菇拌炒片刻，加入葱段，盐调味即可。

适用人群：活血化瘀。用于胸闷胸痛，女性痛经，形体消瘦等。

服用周期：每周 3 次，连服 1 个月为一个干预周期。两个干预周期间休息 3~5 天。

【食疗】食宜辛温、活血化瘀食物。如山楂、桃仁、油菜、黑大豆、红糖、丝瓜、莲藕、洋葱、蘑菇、香菇、猴头菇、木耳、海带、魔芋、金针菇、菠萝、菱角等；不宜食蛋黄、蟹子、猪肉、奶酪；适量饮用葡萄酒、黄酒；可月季花、玫瑰花、玉米须泡茶饮。

方剂：当归三七花茶。

组成：当归 3g，三七花 3g。

制法：加开水冲泡，代茶饮。

适用人群：活血养血，祛瘀止痛。适用于皮肤瘀斑或干燥，不明原因疼痛者。

8. 气郁体质

【环境起居】环境宜宽敞明亮，装饰宜明快亮丽；多户外活动；衣着宽松、舒展、放松。

【形体运动】宜动不宜静，动则养神，多户外运动；跑步、球类、登山、太极拳（剑）、五禽戏、游泳、广场舞。

【情志调适】积极乐观，开朗豁达；多进行社交活动，多交流，培养兴趣爱好。常看喜剧、滑稽剧、励志电影、电视，听相声，勿看悲苦剧。

【音乐调摄】多听轻快、明朗、激越的音乐。可选徵调式乐曲，如《山居吟》《文王操》《樵歌》《渔歌》《步步高》《解放军进行曲》《狂欢》《卡门序曲》；角调式乐曲：《列子御风》《庄周梦蝶》《江南丝竹乐》《春风得意》《春之声圆舞曲》《蓝色多瑙河》。要求：选择清静舒适环境，全身放松，以40~60分贝最为合适，一次倾听 30 分钟。

【穴位保健】

①穴位按摩：选内关、气海、期门、支沟、太神、肝俞，叩拍膻中；每穴揉按 2 分钟，每天 1~2 次。

②耳穴按摩：选肝、脾、神门、内分泌；每穴揉按 1 分钟，每天 1~2 次。

【药膳】

①行气解郁粥

组成：糯米 500g，玳玳花 3g，白芍 10g。

制法：先将糯米放水中煮沸 5 分钟后放入白芍，煮 10~15 分钟后再放入玳玳花，最后放冰糖少许起锅。

适用人群：行气解郁，通络止痛。适用于乳房或两胁胀满，喜叹气。

②橘皮粥

组成：橘皮 50g，粳米 100g。

做法：橘皮研细末备用；粳米淘洗干净，放入锅内，加清水，煮至粥将成时，加入橘皮，再煮 10 分钟即成。

适用人群：理气健脾，适用于脘腹胀满、不思饮食等症。

③橘皮牛肉丝

组成：鲜橘皮 10g，鲜牛肉 200g，葱白数根。

制法：牛肉切丝，加料酒、酱油、生粉、素油拌匀，腌制 15 分钟；橘皮切丝，葱白切段备用；起油锅，旺火入牛肉丝煸炒，再加入橘皮丝、葱白、姜丝，翻炒均匀即可。

适用人群：理气健脾。适用于情绪低落、倦怠神疲者。

服用周期：每周 3 次，连服 1 个月为一个干预周期。两个干预周期间休息 3~5 天。

【食疗】食宜辛温、疏肝理气食物。如茴香、佛手、萝卜、橙子、柑子、刀豆、金橘等；不宜食酸菜、乌梅、石榴、青梅、杨梅、酸枣、李子、柠檬等；宜饮花茶。

方剂：双花茶。

组成：绿萼梅 3g，月季花 2g。

制法：将两味药材用开水冲泡，代茶饮。

适用人群：疏肝理气，活血调经。适用于胸闷不舒、乳房胀痛等。

9. 特禀质

【环境起居】过敏季节少户外活动，尽量避免接触冷空气及明确知道的过敏物质；居室常通风，保持空气清新；随季节变化增减衣被。

【形体运动】坚持运动以增强体质，可选择慢跑、瑜伽、散步、太极拳（剑）、八段锦、气功六字诀。

【情志调适】多关注具有积极意义的事物，培养乐观、轻松愉悦的情绪。

【音乐调摄】根据个人喜好选择音乐，各种风格的可以交替欣赏。要求：选择清静舒适环境，全身放松，以 40~60 分贝最为合适，一次倾听 30 分钟。

【穴位保健】

①穴位按摩：选迎香、内关、三阴交、气海、足三里、涌泉、大椎、肺俞、风门；每穴揉按 2 分钟，每天 1~2 次。

②穴位灸法：选气海、百会、肺俞、风门、曲池、肾俞、合谷、关元；悬灸、温和灸；每次 10~15 分钟，以施灸部位出现红晕为度。

③耳穴按摩：选肺、脾、内分泌；每穴揉按 1 分钟，每天 1~2 次。

【药膳】

①白果黑米粥

组成：黑米 50g，糯米 15g，白果 10g。

制法：将白果去壳、皮、心，洗净；将黑米、糯米淘洗干净，与白果一起放入煲内，加水适量，文火煮成粥，加冰糖调味即可食用。

适用人群：扶正固本，益气养胃，敛肺平喘。适用于说话无力、易感疲劳、饮食不佳人群食用。

②益气固表粥

组成：乌梅 15g，黄芪 20g，百合 15g，粳米 100g。

制法：将乌梅、黄芪、百合加水煎煮，取出药汁后，与粳米熬制成粥，加适量冰糖即可。

适用人群：益气固表，补益精血。适用于气虚无力的过敏性体质者。

使用注意：黄芪具有补气固表功效。食积停滞，痈疽初起或溃后热毒尚盛等实证，以及阴虚阳亢者，均须禁服。

③川贝蜜糖炖雪梨

组成：川贝母 1 茶匙，雪梨 1 个，冰糖 1 汤匙。

制作：把雪梨去芯放入炖盅中，川贝母放入去芯后的梨孔中，加水淹没雪梨，隔水炖 20 分钟，加入冰糖炖 5 分钟即可。

适用人群：调理燥热之常用方，针对咳嗽、哮喘，功效特别显著，有预防及治疗的功效。

【食疗】饮食宜清淡，益气固表之品。如糙米、蔬菜、蜂蜜、香菇、灰树花、茶树菇、姬松茸、牛肝菌等高等真菌类中药；少食荞麦（含致敏物质荞麦荧光素）、蚕豆、白扁豆、牛肉、鹅肉、鲤鱼、虾、蟹、茄子等腥膻发物及含致敏物质的食物；忌烟酒、含过敏原食物、辣椒、浓茶、咖啡等辛辣之品。

方剂：玉屏风茶。

组成：黄芪 5g，白术 5g，防风 3g。

制法：3 味中药加沸水冲泡，代茶饮。

适用人群：益卫固表，健脾补气。适用于过敏性体质。

治慢病不能急性子

徐希平

教授，中国食品营养保健协会精准营养专业委员会执行主任委员，北京食品营养与人类健康高精尖创新中心平台首席科学家。

一、什么是慢病

慢病或慢性病，全称为慢性非传染性疾病，是指一类病情发展缓慢、持续时间较长的疾病，但不包括传染病。慢病的特点是病因长期积累，逐步形成疾病形态的损害，比较具有代表性的有心血管疾病（高血压、冠心病）、各种癌症、慢性呼吸道疾病（如慢性支气管炎、支气管哮喘、肺气肿，统称慢性阻塞性肺病）和糖尿病。此外，通过体检发现，我国人群罹患的慢性病还包括脂肪肝、血脂异常（俗称高血脂）、慢性胃炎或胃溃疡等。据统计，我国慢性病总人数超过 3 亿人，男性慢性病患病率高于女性。

随着社会经济发展、人口老龄化进程加快以及生态环境、生活方式的改变等，慢病已经成为我国居民的主要死亡原因和疾病负担。许多慢病虽然过程缓慢，但结局却十分严重，除了众所周知的癌症外，像高血压可以引起脑卒中，进而导致偏瘫和死亡，冠心病可以进一步发展为心肌梗死而危及生命，慢性阻塞性肺病晚期也可能因呼吸衰竭而致死。据统计，我国各种慢病导致的死亡人数占总死亡人数的 86%，慢病已成为制约国民预期寿命的重要原因。

从世界范围看，国际权威医学杂志《柳叶刀》发表的报告显示，2017 年全球非传染性疾病引起的死亡占总死亡人口的 73%，而世界卫生组织（WHO）报告称每年心血管疾病夺走约 1800 万人的生命，占全球死亡人数比例的 31%；另外，全球每年大约有 1000 万人死于癌症，共有 2 亿多人患有哮喘，约有 4 亿人患有糖尿病，大量慢病患者正遭受着病痛的长期折磨，而他们及家人还承担着精神和经济的双重压力。因此，慢病需要整个社会给予高度的重视和关心。

慢病涉及病种较多，看起来病因复杂多样，但归纳起来不外乎遗传因素、环境因素、生活行为方式因素以及社会因素等。WHO 调查显示，慢病的发病原因除了与遗传、医疗条件、社会条件和气候有关外，60% 取决于个人生活方式，像吸烟、过度饮酒、不合理膳食（包括暴饮暴食）、熬夜、缺乏运动等均属于不良生活方式；有分析认为，2017 年全球非传染性疾病所致死亡人群中超过一半的死亡归因于高血压、吸烟、高血糖和超重（肥胖）这四个危险因素。吸烟与肺癌的关系众所周知，吸烟还是心血管疾病的重要危险因素，吸烟者患心血管病的风险比不吸烟者高出数倍，吸烟量越大、吸烟史越长则对身体伤害越重；少量饮酒虽然可有促进血液循环的作用，但过量饮酒毫无疑问会对肝脏、神经及心血管系统等造成慢性损害。

对于慢病的认识，目前还存在一些误区。

误区一：慢病主要危害发达国家。

恰恰相反，慢病目前主要危害的是发展中国家，因为近 80% 慢病发生在中低收入国家。美、英、德、法等发达国家在采取了更多有效措施并提倡健康生活方式后，慢病已经得到有效控制（这对于我国慢病防控是一个很好的提示）。以前心血管疾病、糖尿病、肥胖等总被认为是"富贵病"，似乎只与高收入的发达国家或者高热量、高蛋白、高脂饮食的富人生活方式有关。实际上，发展中国家已经呈现"后来居上"的势头。

误区二：慢病主要影响老年人。

所谓"老年病"目前已在全球呈现年轻化或中青年化趋势，中国也不例外。全球慢病致死者的 50% 不足 70 岁，而且 25% 以上的慢病致死者不满 60 岁。随着年轻肥胖人口的快速增长、吸烟低龄化、控烟失败、空气污染、严重运动不足等因素的影响，中国青年一代患上慢病的风险也越来越高，如糖尿病、慢性胃病等在年轻人中的发病率逐渐升高。

误区三：慢病都是不可治愈的。

虽然多数慢病是由于日积月累的慢性损害，在医学上形成不可逆的病理改变，治疗起来确实很棘手，难以铲除病根，但并不代表所有慢病都不可治愈。实际上像非遗传性的高血脂、轻度脂肪肝等通过药物及饮食控制综合治疗是可以达到临床治愈的。此外，积极、合理的治疗干预可以大大延缓慢病进展，防止并发症出现。因此，对待慢病治疗要有积极乐观的心态。

慢性病防治需要政府部门作主导。为推进健康中国建设，提高人民健康水平，中共中央、国务院于 2016 年 10 月印发并实施《"健康中国 2030"规划纲要》（以下简称《纲要》）。针对慢性病，该《纲要》指出实施慢性病综合防控战略，强调慢性病筛查和早期发现，对癌症高发地区重点开展早诊早治工作，推动癌症、高血压、冠心病等慢性病的机会性筛查，坚持预防为主，倡导健康文明生活方式，防控重大疾病。2017 年国务院办公厅发布《中国防治慢性病中长期规划（2017—2025 年）》，这是首次以国务院名义印发慢性病防治规划，是做好慢病防治工作、提高居民期望寿命、推进健康中国建设的纲领性文件，对于全面建设小康社会具有重要意义。在全球，2013 年世界卫生大会批准《2013—2020 年预防控制慢性非传染性疾病全球行动计划》，目标是 2025 年将全球因非传染性疾病过早死亡的人数减少 25%。中国慢性病防治中长期规划（2017—2025 年）主要指标见表 8。

表 8　中国慢性病防治中长期规划（2017—2025 年）主要指标

主要指标	基线	2020 年	2025 年	属性
心脑血管疾病死亡率	241.3/10 万	下降 10%	下降 15%	预期性
总体癌症 5 年生存率	30.9%	提高 5%	提高 10%	预期性
高发地区重点癌种早诊率	48%	55%	60%	预期性
70 岁以下人群慢性呼吸系统疾病死亡率	11.96/10 万	下降 10%	下降 15%	预期性
40 岁以上居民肺功能检测率	7.1%	15%	25%	预期性
高血压患者管理人数	8835 万人	10000 万人	11000 万人	预期性
糖尿病患者管理人数	2614 万人	3500 万人	4000 万人	预期性
高血压、糖尿病患者规范管理率	50%	60%	70%	预期性
35 岁以上居民年度血脂检测率	19.4%	25%	30%	预期性
65 岁以上老年人中医药健康管理率	45%	65%	80%	预期性
居民健康素养水平	10%	大于 20%	25%	预期性
全民健康生活方式行动县（区）覆盖率	80.9%	90%	95%	预期性
经常参加体育锻炼的人数	3.6 亿人	4.35 亿人	5 亿人	预期性
15 岁以上人群吸烟率	27.7%	控制在 25% 以内	控制在 20% 以内	预期性
人均每日食盐摄入量	10.5 克	下降 10%	下降 15%	预期性
国家慢性病综合防控示范区覆盖率	9.3%	15%	20%	预期性

二、慢病需要"慢"治

（一）为什么说慢病需要慢治

慢性病的治疗包括药物治疗和非药物治疗，后者包括饮食控制、营养平衡治疗（或调理）以及其他一些特殊治疗，还包括改变不良生活方式、适当锻炼、管理情绪以及降低工作紧张度等。因此，慢性病的治疗是个长期而艰巨的任务，不能急于求成。

1. 慢性病的形成是长期病因积累的结果。俗话说"冰冻三尺非一日之寒"，无论是长期不良嗜好、不良生活习惯导致，抑或遗传、精神或环境因素导致，慢性病都有一个潜伏、演变过程，由此形成的病理损害也比较固化，有些属于医学上不可逆改变，如动脉粥样硬化、骨关节退行性病变等。

2. 慢性病患者的体质相对较弱，对各种治疗带来的副作用耐受性下降，每个疗程后身体恢复较慢，尤其老年患者更是如此。因此，药物治疗宜缓和进行，并要结合营养、饮食、运动等综合干预措施，提高自身体质，所以"以慢治慢"才是最合理的治疗策略。

3. 限于目前医学水平，大多数慢性病是难以根治的，尤其是存在上述医学不可逆病变的情况下，此时各种治疗只能是不同程度缓解症状，阻止或延缓疾病进展或防止并发症，患者需要长期带病生活。因此，慢治与调养实为上策，以此抵御疾病侵害，延长寿命。

（二）慢病的药物治疗：循序渐进忌冒进

1. 药物治疗要认真、有耐心。药物是治疗慢性病的重要手段，慢性病人的病程较长，因此服药时间也相对较长，遵照医嘱服用药物是基本要求，在没有征得医生同意的情况下换药、擅自停药或者不按时服药的做法都是要不得的。老年人或记性不好的患者，为避免多服、少服或漏服药物，在医生同意并可选的情况下，可以采用长效（缓释、控释）剂型，以减少每日服药次数。例如，高血压患者需要长期服用降压药，《中国高血压防治指南》建议尽量选用长效降压药，每天一次即可，有利于提高治疗依从性，也有利于平稳控制血压。

2. 用药种类不宜过多，剂量不宜过大。慢性病人一次或一个阶段内，不宜用药种类过多，也不宜用药剂量过大。俗话说"是药三分毒"，我国卫生部门监测数据显示，住院病人中每年约有19.2万人死于药品不良反应。如果同时患有几种慢性病，应遵循"重者先治，轻者后治"的原则。一般来说，一个治疗时期内一次用药种类以不超过3种为宜，针对同一疾病的合并用药，各自剂量应适当减少，如果有复方剂型可选择更佳。有些患者错误地认为使用药物种类越多，取得的疗效会越佳，因此常在医院开药时要求医生面面俱到，当医生拒绝时可能私自从药店购买服用，这是非常不可取的。非医嘱的多药联用不合理因素甚多，非但不能提高疗效，反而可能带来副作用积累和身体伤害。

3. 慢病治疗不盲从、不自作主张。慢病患者都渴望寻求到一种特效药来根治疾病，而药品生产商可能利用患者这一心态对药品疗效进行夸大宣传，一些患者由于相信这类广告而慕名买药，这种做法不值得鼓励。其实某些药品疗效远没有广告那么神奇，患者更应多咨询自己的医生。还有的慢病患者服药一段时间后发现疗效不佳便自认为这类药物无效，要求医生换药。其实，针对慢性病的治疗药物，其疗效大多需要一段时间才能显现，频繁更换药物不仅影响治疗效果的产生和巩固，还增加了后续治疗的难度。

（三）饮食控制与营养调理：慢病慢治不可少

中医倡导"十分病七分养"，"养"其实就涉及饮食与营养辅助治疗。良好的饮食结构和饮食方式不仅可以降低慢性病患病风险，促进健康，也能在一定程度上辅助慢性病的治疗。从饮食分析，全球每年造成上千万人死亡的前三位饮食因素是低杂粮饮食、高钠饮食和低水果饮食。得了慢病不可怕，健康管理很重要，要有持久战的心态。在慢病干预中，营养是一种支持疗法，通过营养调理，加上合理运动，保持健康心态，可以有效改善病情，最终战胜疾病。

20世纪90年代有两个著名膳食模式，分别叫"地中海饮食"和"阻止高血压膳食法"（简称DASH），前者得名于地中海周边国家希腊和意大利南部的饮食特点，提出每天吃7~10份新鲜水果和蔬菜（包括豆类），食用全麦面包和谷类食品（多选全麦谷物和面食），用橄榄油或菜籽油代替黄油和人造黄油，用香草和香料代替盐等调味食品，一个月只食用几次红肉，每周至少吃两次鱼和家禽，限制诸如全脂牛奶、奶酪和冰淇淋等高脂乳制品，改用脱脂牛奶、无脂酸奶和低脂奶酪；美国科学家设计的DASH膳食经研究证实的确能使高血压患者的血压有所下降，其膳食特点是选择低脂肪的乳制品、鱼、鸡、瘦肉，多摄入天然水果、蔬菜、全谷类、坚果和豆类，其营养成分的特点是低饱和脂肪酸和丰富的钾、镁、维生素和膳食纤维等。

不同饮食方式对慢性病有着不同的影响，上述地中海膳食、DASH等健康膳食模式能够降低肥胖、心血管疾病、糖尿病、肿瘤等慢性病的发病及死亡风险。一般而言，心血管病要严格控盐，糖尿病要控制热量摄入。中国大约有1亿多糖尿病患者，居全球第一。糖尿病不仅会导致失明、心血管病、肾病等，严重影响生活质量，还会增加癌症和死亡风险，因此控制糖尿病很重要。控制糖尿病不仅需要合理的药物治疗方案，也需要营养管理。糖尿病的病理特征之一是代谢紊乱，易引起营养素缺乏，包括维生素和矿物质，故营养平衡疗法对改善糖尿病病情有积极作用。

调查提示，血清 25-羟基维生素 D 水平每降低 10nmol/L 则老年人心血管病死亡风险增加 7%。基于全国 9 个省 2000 多例抽样检测结果表明，我国高血压患者缺乏的营养元素包括维生素 D、钙、硒等。因此，实施维生素 D3、钙、硒元素的精准营养干预计划对于改善这些患者基础状况和病情具有重要意义。总之，科学、精准设计的营养平衡方案有助于改善或者预防心血管病、糖尿病、慢性肾脏病、骨质疏松症等。

营养是人类维持生命、生长发育和健康的重要物质基础，是生命健康的保证。当下，居民营养状况改善明显，但还存在营养过剩或不良、营养及健康生活方式未普及等问题，容易引发各种慢性病。为提高国民营养健康水平，落实《纲要》，国务院发布了《国民营养计划（2017—2030 年）》。该计划将国民营养和健康提升为国家战略，核心任务包括：引导合理膳食，制订实施国民营养计划，发布适合不同人群特点的膳食指南；建立健全居民营养监测制度，对重点区域、重点人群实施营养干预，重点解决微量营养素缺乏，逐步解决居民营养不足与过剩并存问题；实施临床营养干预，到 2030 年营养缺乏疾病发生率显著下降，全国人均每日食盐摄入量降低 20%，超重、肥胖人口增长速度明显放缓。

三、高血压的治疗与"荣成模式"

我国最常见的慢性病就是心脑血管疾病，下面以高血压以及防治高血压的荣成模式为例，介绍慢病防治整体策略。

（一）高血压——慢病之王

高血压是一种典型的心血管慢病，据估算，我国目前约有 2.7 亿人患有高血压，因此它也是我国患病人数最多的慢病，堪称"慢病之王"。由于社会老龄化以及生活方式改变等原因，我国高血压发病率仍在增高，每年新增约 1000 万高血压患者。新近一项全国性调查表明，我国目前 18 岁以上成人高血压患病率已经达到 29.6%，可谓触目惊心。

高血压患者血压升高是一个隐匿而缓慢的过程，早期可能无症状或症状不明显。患者一开始时仅在劳累、精神紧张、情绪波动后出现血压升高，休息后恢复正常。随着病程延长，血压逐渐升高，出现各种症状，如头痛、头晕、注意力不集中、记忆力减退、夜尿增多、心悸、胸闷等。头晕和头痛是高血压最多见的脑部症状。血压长期升高使心脏负担加重，出现心肌肥厚，进而发生心肌缺血和心律失常，出现胸闷、心悸。高血压症状与血压升高的水平并不相关，故不能以症状轻重估计血压的高低，决定降压药物的服用剂量。

高血压的病因尚未完全明确，目前医学认为是在一定遗传背景基础上由多种后天因素作用使血压调节失代偿所致，其中包括长期高盐饮食（因此提倡中老年人养成低盐饮食习惯）。高血压本身并不可怕，它最大的危害是在长期进展过程中对人体重要器官的损害（医学上称之为靶器官损害），这些器官包括心脏、肾脏、脑及血管等，产生的相应并发症包括心肌梗死及心力衰竭、慢性肾脏病及肾功能不全、脑卒中，这些并发症致残、致死率高，严重危害患者生命健康。

实践证明，高血压是可以预防和控制的疾病，降低高血压患者的血压水平，可明显减少脑卒中及心脏病事件，显著改善患者的生存质量。高血压的危害性除与患者的血压水平相关外，还取决于同时存在的其他心血管病危险因素、靶器官损害以及合并的其他疾病的情况。因此，在高血压的定义与分类中，将高血压的诊断标准定在收缩压 ≥140mmHg 和（或）舒张压 ≥90mmHg，并根据血压水平分为 1、2、3 级高血压，此外还根据伴随危险因素、靶器官损害等进行危险分层。

我国人群监测数据显示，心脑血管疾病死亡占总死亡人数的 45% 以上，其中高血压是首位危险因素，每年 300 万例因心血管疾病死亡中至少一半与高血压有关。与血压正常者相比，高血压患者脑卒中发生率增加 3~4 倍，心肌梗死、心力衰竭或肾脏病发生风险增加 2~3 倍。血压水平与心血管病发病和死亡的风险之间存在密切的因果关系，血压从 115/75mmHg 到 185/115mmHg，收缩压每升高 20mmHg 或舒张压每升高 10mmHg，心脑血管并发症发生风险就将成倍增加。

高血压的主要治疗目标是最大限度地降低心血管并发症的发生与死亡的总体危险，需要治疗或干预各种心血管危险因素、靶器官损害以及各种伴随疾病。降压治疗具有明确的靶器官保护作用，对于一般高血压患者，降压目标是 140/90mmHg 以下，对于合并糖尿病或慢性肾病的患者，血压应在病人能耐受的情况下酌情降至更低水平。控制血压及相关危险因素可以有效预防心血管事件发生，延缓病程进展，降低死亡率。

慢病治疗不能急性子，高血压治疗更是如此，降压不宜太急太快，需要循序渐进。常用的降压药物有钙通道阻滞剂（如氨氯地平）、血管紧张素转换酶抑制剂（如依那普利）、血管紧张素受体拮抗剂（如缬沙坦）、β-肾上腺素受体阻滞剂（如普萘洛尔）和利尿剂 5 类。初始用药时，可以根据患者的病情选择上述 5 类降压药的一种或两种，或由上述药物组成的复方制剂；对于血压较高的中、重度高血压，必须考虑联合用药。各国高血压治疗指南均推荐应用长效制剂，其作用时间可长达 24 小时，每日只需服用 1 次，可以减少血压波动、降低心血管事件的发生危险，并提高用药依从性。

（二）H 型高血压——更易发生卒中的高血压

如果高血压患者同时伴有血液中同型半胱氨酸（简称 Hcy）水平升高（Hcy≥10μmol/L），这在医学上被定义为 H 型高血压。据调查统计，我国高血压患者中约 75% 伴有 Hcy 水平升高，而大量医学研究证实，H 型高血压是我国脑卒中发生的主要危险因素，因为高血压与高 Hcy 血症在导致脑血管事件这一共同终点上存在明显的协同作用，即当此两种危险因素同时存在时，脑卒中风险较单纯高血压患者高出约 5 倍，较正常人高出 10~15 倍（男性）或 10~25 倍（女性）。

同型半胱氨酸（Hcy）是我们吃进体内的蛋白质氨基酸中甲硫氨酸代谢的中间产物，一直被认为像其他氨基酸代谢产物一样对身体无害，直到 1968 年美国哈佛大学的教授发现，Hcy 是一种隐匿致病因子，当 Hcy 在体内过量积聚时，可造成机体代谢紊乱和疾病发生。此后，Hcy 在医学界引起广泛关注。总体看，高 Hcy 血症可能导致动脉粥样硬化、脑卒中、外周血管血栓栓塞、骨质疏松症、自发性流产、出生缺陷、神经精神系统病症等，迄今发现与高 Hcy 血症相关的疾病近百种。

医学研究发现，心血管疾病发生很少取决于单一因素，两个或两个以上危险因素的综合、协同作用的危害远高于单一危险因素的作用。

基于 Hcy 协同高血压增加脑卒中风险，我国科学家开展了"中国脑卒中一级预防试验"（简称 CSPPT）研究，结果证明服用依那普利叶酸片比单用依那普利降压治疗可明显升高血浆叶酸水平，降低 Hcy 水平，显著降低 21% 脑卒中风险，这一研究成果已发表在权威医学期刊《美国医学会杂志》。CSPPT 研究具有里程碑意义，它奠定了"降压基础上补充叶酸可以更好预防脑卒中"的循证医学事实。对于 H 型高血压患者，我们推荐在使用降压药的同时，补充适量叶酸（有复方制剂可选更佳），以降低脑卒中风险。叶酸价格低廉、服用方便且安全，可作为高血压等心血管风险人群的普及预防措施。

（三）高血压、脑卒中防控工程——荣成模式

山东省作为我国人口较多的省份，其高血压发病率、脑卒中发病率及死

亡率均明显高于全国平均水平，其中脑卒中发病率达 468.4/10 万，已成为严重影响居民健康的主要公共卫生问题。荣成市地处山东省最东边的沿海地区，同样受北方地理环境、饮食生活习惯以及老龄化进程加快等因素的影响，高血压和脑卒中发病率长期处于较高水平。荣成市政府按照国家对慢病防控"关口前移、重心下沉"的要求，结合高血压基本公共卫生服务，于 2014 年 3 月启动和实施了"H 型高血压与脑卒中防控民生工程"（荣成模式），成为全国首个以县域为整体推进该防控项目的城市。

按照《荣成市人民政府办公室印发市卫生局关于 H 型高血压与脑卒中防控民生工程的实施意见的通知》，在荣成市卫生健康委直接领导下，医疗机构在全市各个乡镇全面推进该项目，以依那普利叶酸片为主要的药物干预手段，治疗 H 型高血压，预防脑卒中。该项目以健全全市心血管病防控体系和建立"三医"联动模式为切入点，在全市建立起"市级医疗机构-基层医疗机构"分工协作机制，建立以 H 型高血压为重点的患者预约、治疗、转诊通道，对血压控制不稳定的高血压患者进行重点追踪、定期随访，推行 H 型高血压患者签约服务模式，使高血压治疗规范化、长期化，督促患者用药，严防患者失访、脱落，保证高血压人群的治疗依从性。

慢病慢治显疗效，持久防控结硕果。截至 2019 年，该项目已完成 18 周岁以上人群血压筛查约 48 万人次，确诊高血压患者近 13 万人，占全市人口 18%左右，对高血压患者的规范化管理率达到 74%。实施高血压规范、持久治疗 5 年后终于使荣成市脑卒中总体发病率降低 20.1%，累计减少发病人数 3093 人，在全国脑卒中发病率以每年 8.7%的速度增长的背景下这一成绩来之不易。如果按照脑卒中患者治疗和康复费用平均 10 万元计算，为群众节省医疗费用 3.1 亿元，3000 多个家庭避免了亲人致残、致死的风险。

2016 年全国"两会"期间，28 位全国政协委员提案将"荣成模式"的脑卒中防控纳入全国慢病防控体系；2018 年"两会"期间，27 名全国政协委员再次联名提案，建议国家卫计委向全国推广荣成模式。随着工作深入，荣成把这项工程升级为包含高血压、糖尿病、血脂异常等多项病症的慢病防控体系，目标是创建全国慢病管理示范区。

荣成模式向我们充分展示了高血压"慢病慢治"的道理。从 2014 年开始，持续至今（目前仍在进行中），荣成模式的开展将全市高血压患者知晓率、治疗率和血压达标率提升到一个新的水平，尤其是 74%高血压规范管理率已超过国家标准（《中国防治慢性病中长期规划（2017—2025 年）》要求高血压规范管理率为 50%），正是这些日积月累的"慢治"基础成就了脑卒中防控的显著疗效。

亚健康忽视不得

文正万

长期从事医疗保健和健康管理工作，中国老年保健医学研究会保健管理分会委员，深圳市老年医学医师分会顾问。

现在人们对健康的认识越来越强，也越来越关注健康与疾病之间的灰色领域，即亚健康（国外称之为 sub-heath status），其已成为包括环境学、临床医学、遗传学、社会学、生活方式、哲学、心理学、预防医学和人体科学诸多学科交叉最前沿的有关人类健康的边缘科学。

目前我国面临的亚健康问题相当严峻，早在 2002 年中国国际亚健康学术成果研讨会上就有学者提出，我国约有 70% 的人口处于亚健康状态，只有 15% 的人处于健康状态，如何提高健康人数比例，降低亚健康人数比例已经成为国内外医学界的热点主题。世界卫生组织（WHO）在《迎接 21 世纪挑战》中指出：21 世纪医学研究的主要领域不应该仍然是疾病，而应该将主要研究方向转向人类的健康。有关健康内涵的正确认识，人体健康状态的保持，亚健康状态的干预，发病率的降低等是国内外关注重点。国家卫生和计划生育委员会提出了"健康中国 2020"这一重大战略思想，提高人民健康水平是实现全面建成小康社会宏伟目标的应有之举。亚健康状态是疾病防治的"窗口"，重视和关注亚健康管理"窗口"的前移。这为人群的健康促进、亚健康的防治、慢性疾病的预防和管理提供科学依据，为实现个体和群体"健康梦"提供有效的途径。

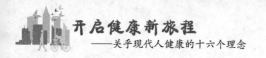
一、什么是亚健康

世界卫生组织对"健康"下了这样的定义："健康乃是一种在身体上、精神上的完美状态，以及良好的适应力，而不仅仅是没有疾病和衰弱的状态。"亚健康是现代医学在 20 世纪末提出的一个新的医学概念。

现在国内外虽对亚健康状态进行了许多研究，但是其定义还没有统一。最早在 20 世纪 80 年代中期，苏联学者 N. Berhman 认为，我们生活当中有很多人都存在似病非病、似健康非健康的一种中间状态，并且把这种介于健康和疾病的中间状态称之为"第三状态"。1997 年国内学者王育学在北京首届"亚健康学术研讨会"上首次提出"亚健康"的概念，其表述为亚健康状态一般指没有临床特异性体征和症状或者出现非特异性质的主观感觉，且没有临床检查出的证据，但是已经有潜在发病倾向信号的机体结构及生理功能退化的一种低体质和心理的失衡状态。2001 年 8 月，青岛第 8 届"亚健康学术研讨会"上将"Sub-health"作为亚健康的英文名，此后被广泛应用。

西方现代医学把亚健康又称为中间状态、亚健康状态、亚疾病状态、第三状态、亚临床状态、隐匿状态、潜病状态、潜病期、次健康、灰色状态、半功能状态、亚疾病状态、病前状态、临床前期、临床前态、诱病态等。

中医认为，健康是人与自然环境及社会之间的一种动态平衡。《黄帝内经》认为"阴平阳秘，精神乃治"，并提出"治未病"的思想。"未病"，不是无病，也不是显而易见的疾病，按照现代医学来说实际就是指亚健康状态。其实亚健康和疾病一样，都属于人体的阴阳失衡。《素问·上古天真论》记载："以酒为浆，以妄为常，醉以入房，以欲竭其精，以耗散其真，不知持满……故半百而衰也。"意思就是说人在日常生活中不注重养生，毫无节制地伤害自己的身体，就会加速身体的衰老，身体虽不会明显表现出疾病，却已进入亚健康的状态。

我国很多学者都提出过亚健康的评价方法或诊断标准，其中陈国元、陈青山、刘保延、陶茂萱等学者提出的评价方法或诊断标准具有一定的影响力。2007 年，中华中医药学会发布了《亚健康中医临床指南》（以下简称《指南》），从中医角度对亚健康的概念、常见临床表现、诊断标准等进行了明确描述，产生了较为广泛的影响。《指南》中，亚健康的定义为亚健康是指人体处于健康和疾病之间的一种状态。处于亚健康状态者，不能达到健康的标准，表现为一定时间内的活力降低、功能和适应能力减退的症状，但不符合现代医学有关疾病的临床或亚临床诊断标准。目前，我国亚健康发生率在 45%～70%，且呈逐年增加的趋势，因此，对于亚健康的控制刻不容缓。

对照世界卫生组织中"健康"的概念，亚健康也由四个要素组成，一是介于健康与疾病之间的中间状态或疾病前状态；二是与年龄不相称的组织结构和生理功能的衰退状态；三是排除疾病方面的虚弱和疲劳状态；四是在心理、生理、道德上和社会适应能力的欠完美状态。

近年来，亚健康已经成为我国医学研究的热点领域之一。现对国内外学者关于亚健康的调查进行梳理发现，亚健康人群分布具有明显的年龄性、职业性和地域性，并与年龄大小、工作压力大小、学历高低成正比关系。

年龄方面，亚健康多发人群为青壮年。相关研究结果显示，处于亚健康状态的美国人大约有 600 万，大多在 20～45 岁，成年人的比例为 25%～48%。而作为新兴的亚健康大国，我国亚健康人群比例为 60%～70%，统计表明我国高发人群是 35～45 岁，并且多数为脑力劳动者。

职业方面，亚健康多发生在脑力劳动强度大、生活节奏快、工作负荷大的白领人群中。一项来自日本公共卫生研究所的研究结果显示，35% 的员工存在 CFS（慢性疲劳综合征，即亚健康）的困扰。相关研究表明，我国 60%～70% 的中年知识分子、企业管理者处于亚健康状态，而 25～35 岁人群亚健康状态上升速度惊人。大学生中 40%～50% 有不同程度的健康问题；75% 的中青年高级知识分子有亚健康状态；企业员工亚健康率在 44%～65%，机关干部为 51%；中小学教师为 51.23%～61.17%；高校教工为 43.90%～69%；护理人员为 51.5%～57.0%；空勤人员为 53.77%，从以上数据可以看出亚健康的发生与脑力劳动、工作压力大小、工作负荷大小等工作环境密切相关。

地域方面，亚健康多发地为经济发达地区及沿海城市。中国健康学会研究结果显示，中国人口超过百万的 16 个城市中，亚健康发病率前三位从大到小依次为北京（75.31%）、上海（73.49%）、广东（73.41%）。经济较发达地区容易发生亚健康，其主要原因是快速的生活节奏使得人们长期以来很容易形成亚健康状态。

此外，亚健康发生日趋年轻化，已严重影响青少年的学习、生活、心理以及身体等各方面。相关研究显示，青少年亚健康检出率在 41.1%～64%，随着年级升高，亚健康的发生率升高，重点中学高于普通中学。但目前我国对亚健康的研究大都是横向的，缺乏相关论证，需要进行多层次、全方位的流行病学研究，以取得更高质量、更高价值的研究成果。

总之，亚健康是健康与疾病相互转化的中间状态，若积极应对，消除不利因素，亚健康则转化为健康；倘若放任发展，机体免疫系统的极限一旦被突破，亚健康症状便会转化成各种疾病。

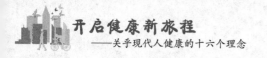
二、为什么会出现亚健康

亚健康的病因与机制是一个复杂的问题，虽然世界各国有关亚健康的研究已经开展了很多，但对于亚健康的影响因素还不够明确，主要有主观因素和客观因素两个方面。

（一）主观因素

1. 遗传因素

在亚健康状态的形成过程中，遗传因素引起的个体特性差异起着某种特殊作用。如生物钟的低潮导致生物节律的紊乱，开始老化的机体器官出现体力不支，人体的自然衰老，都可引起人体亚健康。

2. 个性因素

不同体质的人其生理表现有一定差异，且和疾病的倾向性有关。处于疾病，如肿瘤、心脑血管疾病等，以及不良体质的人不仅躯体表现出亚健康症状，其心理状态也易出现亚健康问题。

3. 心理因素

这是心理亚健康和躯体亚健康的重要因素之一。相关专家分析，影响亚健康的实质是行为异常、情绪激惹、心理应激等心理问题，还与个性特征、性格怪异及人格缺陷密切相关。当今社会压力无处不在，紧张的生活已成为现代人的共同特征，人们面对外环境中的挑战和威胁所产生的这些心理和生理反应就是应激，应激反应也必然影响人类健康。长期的紧张和压力对健康有害，一是引发急慢性应激，直接损害心血管系统和胃肠系统，造成应激性溃疡和血压升高，心率增快，加速血管硬化进程和心血管事件发生；二是引发脑应激疲劳和认知功能下降；三是破坏生物钟，影响睡眠质量；四是免疫功能下降，导致恶性肿瘤和感染机会增加。

（二）客观因素

1. 社会因素

随着社会关系的不断变化与发展，科学技术的迅速提升与进步，现代人为了适应高速的现代化社会，对自我要求也必须越来越高，为了使工作效率不断提高，就必须公式化、机械化的生活，工作和学习占去人们的大部分时间，精神长时间处于过度紧张的状态，极易使躯体免疫系统、内分泌系统等紊乱或失调，进而引起亚健康的发生。

2. 生活习惯及行为因素

世界卫生组织发布报告显示，人类的长寿和健康，60%依靠自己建立的生活方式和心理行为习惯；全世界人类死因的60%是由于不良生活方式所导致的疾病，而发达国家更是高达70%~80%，发展中国家也在50%~60%。我国已公布的发病率排在前3名的疾病为心血管疾病、脑血管疾病、恶性肿瘤，占全部死因的67.6%；由于不良生活方式和生物因素导致的心血管疾病为45.7%、29%，脑血管疾病为43.3%、36%，恶性肿瘤为43.6%、45.9%。换言之，目前死于不良生活方式引起疾病的人达到总死亡人数的2/3。

3. 饮食结构因素

由于不断提高的物质生活水平，饮食中摄入的高热量及高脂肪类食物越来越多，最终会引起高脂血症、脂肪肝、肥胖等亚健康问题的发生。而肥胖可导致糖尿病、高血压、心脏病等各类疾病。据全球数据统计，50%的人饮食不健康，1/3的人没有进行足够的体育锻炼，2/5的人没有摄入足够的水果和蔬菜。如果这样的生活状态不发生逆转，那么在接下来的30年中，将会有60%的糖尿病，18%的心血管病，11%的痴呆和8%的癌症病例是由超重引起的。而这将导致4.62亿新发心血管疾病和2.12亿新发糖尿病病人。

4. 人际关系的影响

随着社会生活越来越复杂及多变性，人与人之间的情感交流越来越少，情感变得淡漠，交往也越来越倾向形式、表面、物质方面，社会关系及友谊越来越疏远，人们的烦恼越来越多。缺乏社会支持是引起躯体和心理亚健康问题的一个重要影响因素。

5. 环境因素

由于不断恶化的生活环境（如水源、食物、空气、微波、电磁波、噪声干扰、噪声污染及其他化学、生物、物理因素污染），长期生活在这种不良环境中，人体细胞及组织的正常生理代谢功能不能得到有效发挥，进而使人体代谢失衡，成为亚健康的高危因素之一。

三、亚健康的临床表现与危害

亚健康的主要特征包括：①身心上不适应的感觉所反映出来的种种症状，如疲劳、虚弱、情绪改变等，其状况在相当时期内难以明确；②与年龄不相适应的组织结构或生理功能减退所致的各种虚弱表现；③微生态失衡状态；④某些疾病的病前生理病理学改变。

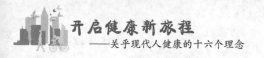

（一）亚健康的临床表现

根据世界卫生组织对"健康"四位一体（即躯体健康、心理健康、社会适应性健康、道德健康）的全新定义，亚健康可分为以下几种类型：躯体亚健康、心理亚健康、社会适应性亚健康和道德方面的亚健康。

1. 躯体亚健康

主要表现为不明原因或排除疾病原因的体力疲劳、虚弱、周身不适、性功能下降和月经周期紊乱等。有代表性的特征就是持续性或难以恢复的疲劳，常感到体力不支，懒于运动，容易困倦疲乏。一些人还会出现失眠，如入睡难、多梦、易惊醒等。

近年来，中年知识分子体质普遍下降，慢性病多发，主要原因为长期工作，导致劳累过度，不能及时缓解疲劳，积劳成疾，甚至猝死。近几年的新闻报道中，中年知识分子猝死案例多发。

代谢异常也是亚健康的表现，如血脂增高，尿酸增高，糖代谢异常等；消化功能紊乱以及不明原因的胸痛、气短、经期紊乱等。

2. 心理亚健康

主要表现为不明原因的脑力疲劳、情感障碍、思维紊乱、恐慌、焦虑、自卑以及神经质、冷漠、孤独、轻率，甚至产生自杀念头等。

随着人们生活节奏加快，社会竞争日益激烈，人们不可避免地要面对各种矛盾和冲突，心理压力较大。很多人会出现长期焦虑状态，表现为烦躁不安、易怒、恐慌等，还可能会伴有失眠、多梦、血压升高、心率加快、肌肉紧张等植物神经症状。

3. 社会适应性亚健康

主要表现为对工作、生活、学习等环境难以适应，对人际关系难以协调，即角色错位和不适应是社会适应性亚健康的集中表现。

退休综合征也是一种亚健康状态。退休综合征是指老年人由于离退休后不能适应新的社会角色、生活环境和生活方式的变化而出现的焦虑、抑郁、悲哀、恐惧等消极情绪，或因此产生偏离常态的行为的一种适应性的心理障碍，这种心理障碍还会引发其他生理疾病，影响身体健康。老年人由于免疫力下降，再加上这种心理障碍，会加速老年病，如高血压、心脑血管疾病、糖尿病以及恶性肿瘤的发生、发展。

4. 道德方面的亚健康

主要表现为世界观、人生观和价值观上存在着明显的损人害己的思想。

另外，按身体的组织结构和系统器官分为神经精神系统、心血管系统、消化系统、骨关节系统、泌尿生殖系统、呼吸系统、特殊感官等亚健康状态。

（二）亚健康的危害

1. 极易使人患上大病

脑血管疾病、心血管疾病、恶性肿瘤等慢性非传染性疾病被称为现代文明病，是现代威胁人类健康的主要疾病。大多数慢性非传染性疾病的病前状态为亚健康，如得不到及时有效的控制，极有可能转为恶性肿瘤、心脑血管疾病和糖尿病等慢性非传染性疾病。大多数恶性肿瘤、心脑血管疾病和糖尿病患者本来就属于亚健康状态人群。若能得到有效控制，就可在上游解决恶性肿瘤、心脑血管疾病和糖尿病等威胁寿命和生活质量的公共卫生问题。

2. 造成工作质量低下

亚健康对工作带来的直接后果是工作效率低下、创造劳动价值减少。更有甚者会危及高空作业人员、竞技体育人员等特殊作业人员的生命安全。如不加以干预，所造成的后果将不堪设想。

3. 导致精神心理疾病

心理亚健康如不加以干预，极易使人患上精神心理疾病，甚至造成自杀自戕、家庭暴力，更为严重者可能杀人报复社会。

4. 严重影响睡眠质量

多数亚健康与生物钟紊乱构成因果关系，直接影响睡眠质量，加重身心疲劳。

5. 大大缩短人的寿命

严重亚健康会危害人的身心健康，轻则早病早残，重则英年早逝，大大缩短人的寿命。

6. 严重损害生存质量

道德亚健康影响人的正确判断决策以及创造性的有效发挥，损害人的生存质量。

四、防治与管理亚健康

亚健康是处于健康和疾病之间的一种临界状态，是介于健康和疾病之间的一个特殊阶段。如果任由其发展，不加以控制，可以转化为疾病；如果实施有效的措施防治，就可以恢复健康。因此我们要通过实施积极有效的措施

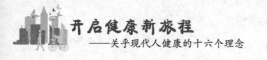
防治亚健康。

（一）亚健康的防治

1. 正确认识亚健康

只有真正认识亚健康的本质，我们才能对自己的健康有一个正确的认识，才会懂得随时随地关注和维护自己的健康是何等的重要，并在出现亚健康时积极采取措施防治亚健康。

2. 善待压力

要善待压力，把压力看作生活不可分割的一部分，学会适度减压，以保证健康，保证良好的心境。要确立切实可行的目标，切忌由于自我期望过高无法实现而导致心理压力。人在社会上生存，难免有很多挫折和烦恼，必须学会应对各种挑战，通过心理调节维护心理平衡。

3. 合理膳食

民以食为天，合理膳食是保证健康的基础。合理膳食的原则是摄入平衡，多吃杂粮，营养全面，品种丰富，按需而入，饮食有度。每天的膳食应该合理搭配，保证富含蛋白质、脂类、矿物质、维生素等人体所必需营养物质的摄入，减少摄入高脂肪、高热量、高糖分的食物。每天的膳食要有规律，不能暴饮暴食，不能毫无时间观念。

4. 适当运动

生命在于运动。对待运动的科学态度是"贵在坚持，重在适度"。适宜的运动可以保持脑力和体力协调，预防、消除疲劳，调节情趣，防止亚健康的发生。适当运动是一个改善亚健康的好办法。人体在生命运动过程中有很多共性，但是也存在个体差异。因此每个人应该根据自身情况制订科学合理的运动计划。

5. 充足睡眠

睡眠的过程就是身体自愈的过程，劳累一天后，通过睡眠我们缓解疲惫，恢复精力。充足睡眠也是一个有效防治亚健康的方法。

6. 不吸烟喝酒

尽量不要吸烟、喝酒。

7. 改善环境污染

环境的改善应该从自我做起。在工作区域禁止吸烟，放置一些盆栽，做好清洁卫生，改善空气质量，营造良好的工作和生活环境，缓解身心疲劳。

8. 和谐人际关系

和谐的人际关系有利于身心健康，是防治亚健康的一个重要方法。处理好各种人际关系，积极防治亚健康。

9. 拒绝信息污染

拒绝各种垃圾信息污染。接受信息时要加以分辨和选择，选择对自己有用的信息去接收。

10. 不断提升自我健康管理水平

（1）定期体检。定期进行健康体检，早发现、早诊断、早治疗。

（2）心理调节。通过专业心理调节能够有效改善亚健康状况，具体包括生物反馈疗法、森田疗法、认知疗法等。

（3）医学调节。如通过推拿按摩、药物、食疗等方式遵照医嘱来调节亚健康状态。

（4）音乐调节。由于人体是由许多有规律的振动系统组成的，当人处于亚健康状态时，体内系统节奏便处于异常状态，和谐的音乐节奏能够有效协调人体的各种振频活动，进而调节亚健康。

（二）亚健康的管理

1. 增强健康意识，改变生活方式

专家认为对亚健康患者来说，最重要的是调整。长期以来，社会形成一种共识，身体差了就需要补，再加上一些保健产品广告的宣传，目前很多人对防治亚健康的理解就是服补品，这其实是错误的。过去，处于营养不良、虚弱状态的人比较多，而现在已经很少了。大多数人由于紧张、压力大，再加上营养过剩，代谢失常才促成了亚健康。

消除和预防亚健康先要养成良好的生活习惯，劳逸结合，平时注意锻炼身体，适当参加一些户外活动。膳食合理，饮食要少盐、少糖，应多吃高蛋白食物，如豆制品等；多吃新鲜蔬菜、瓜果、鱼和水产品，这样可以补充人体所必需的各种营养物质、维生素和微量元素。同时还要注意不要暴饮暴食或偏食。暴饮暴食会造成消化道器质性病变，偏食会因为缺乏某种营养物质而诱发亚健康状态。亚健康人群由于长期紧张、疲劳，没有很好的调适机体，各种疾病便乘虚而入。运动是人类通往健康道路上最重要的一件事。经常运动能加强心肺功能，加速脂肪代谢，防止血脂升高，控制体重。同时，还能增强体质，提高人体免疫力，使人精力充沛。通过上述健康管理手段和干预措施可以提高亚健康状态人群的生活质量，从而有效地防治亚健康。

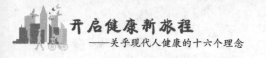

2. 健康管理

健康管理是近些年新兴的一个概念，随着我国社会老龄化趋势不断显现，人民医疗卫生需求不断增长，传统的集群式医疗保障模式受到冲击，以个体和群体健康为中心的健康管理模式诞生了。健康管理的目标为调动个体和群体的积极性，利用有限的资源使个体处于最佳健康状态，其具体做法是为个体和群体提供有针对性的健康信息并创造条件采取计划和行动，改善个体健康状态，其运行流程为评估—管理—改善—再评估。

健康管理的主要特点可概括为：①以控制健康危险因素为核心，如禁止吸烟、饮酒，调节高血压、高血糖等；②体现三级预防：病因预防、疾病早期预防和临床预防；③体现健康监测、健康评估、健康干预三个环节的循环。亚健康是人们处于健康和疾病之间的健康低质量状态及其体验，受健康危险因素影响最大，在人群中所占比例最高，是健康管理的重点人群。

3. 健康教育

健康教育是通过信息传播和行为干预，帮助个人和群体掌握卫生保健知识、树立健康观念，自愿采纳有利于健康行为和生活方式的教育活动与过程。亚健康人群健康管理的根本措施是健康教育。其主要途径是医疗保健部门及相关卫生专业人员利用大众传播媒介进行健康宣教，传播健康知识，提高自我保健意识。宣教形式包括定期开展亚健康干预专题讲座，印发自我保健、健康教育等知识手册，结合亚健康宣传栏、科普短片等多种形式，借助短信提醒及网络互动等现代通信手段。宣教内容大致包括：①亚健康状态概念的由来，强调其社会根源性。②亚健康病因病机和主要特征。③个人健康工作方式和生活方式的重要性。④亚健康与中医"治未病"的关联，中医药各种养生保健手段的潜在优势。

针对亚健康的健康教育，有一点必须强调，由于亚健康问题的广泛性和复杂性，决定了健康教育仅有医学专家的参与，是远远不够的，还需要社会学、心理学、教育学、环境学等多学科专家的共同合作和努力。从目前亚健康的健康教育内容来看，包含的几乎都是医学方面内容，缺少其他学科知识。因此，要进一步加强其他学科中亚健康知识的传播，才能全方位防治亚健康状态，提升社会的整体健康水平。

4. 社区保健预防

亚健康人群社区保健的手段除健康教育外，还包括重点监测亚健康高危人群、建立健康档案、开展健康咨询、开具健康处方、建立个体化健康管理、展开群体调查、进行定期体检、采取干预措施（主要包括社会干预、心理干预、行为干预、环境干预和中医中药治疗、针灸和理疗）等方面。其目的在于建立和完善亚健康监测网络和疾病控制预警系统，定期更新监控的各项数据，早期发现亚健康状态和处于临床前期的疾病及主要的健康危险因素，做到及时、准确和科学地进行疾病预测，以便及早采取预防措施。

（1）开展亚健康普查，建立大数据库，完善测评体系。对中国所选定地区的亚健康状态人群，开展一次亚健康普查，收集我国亚健康状态人群包括发生率、主要影响因素、主要症状特征等第一手资料，从而掌握中国亚健康状态的基本特点。收集数据后发现，亚健康测评的敏感指标并预测形成的临界值，构建亚健康的主客观诊断标准。在传统的体检项目中加入亚健康检测项目，充分利用科学技术建立动态性、连续性的亚健康管理体系，完善亚健康的测评体系。

（2）定期体检纳入亚健康检测项目。传统的体检项目，不包含亚健康状态检测项目，其作用主要是筛查疾病。但随着新健康观念的树立，对传统体检项目提出了更高要求。我们可以将亚健康现有研究成果中的一些评定量表或问卷、中医四诊指标检测等纳入定期体检项目，在检测生物医学指标的同时，关注人体生理功能、心理状态及社会适应能力等主观感受，认真开展亚健康状态的人群调查，对其健康状态给予正确的评价分析。同时做好横向和纵向的比较研究，对于筛查亚健康人群和早期发现疾病人群，并有针对性地采取预防和干预措施，从而进一步提高人们生活质量，具有积极意义。

（3）构建具有中医特色的亚健康防治体系。中医预防医学的精髓与核心是"治未病"思想，其理念是"未病先防、欲病救萌、已病防变、瘥后防复"，重视预防保健，防患于未然，强调"以人为本"的思想，通过提高自身机能，强壮身体，防御疾病，达到促进健康的目的。我们应继承、发掘中医"治未病"在亚健康状态方面的认知经验，努力探讨传统中医药对亚健康状态的防治原则和办法，注重从整体出发，顺应四时气候及地理环境的变化，重视辨证论治，强调健康、有规律的生活方式、行为方式、工作方式，科学的饮食，适当的运动，及中药、气功、针灸、按摩、精神调摄、食疗等多种方法，提高机体正气抗邪的综合能力，调整人体阴阳气血及脏腑功能失衡状态，使机体"阴平阳秘，精神乃治"，建立具有中医特色的亚健康防治体系。

（4）建立并普及电子信息化亚健康管理系统。充分借助信息技术手段，建立可操作性强的健康自测评估平台，利用后台数据库和规则设置，对中医证候评分、健康量表评分、理化指标等进行自动运算，完成亚健康状态的辨识和分类，并给予个性化的合理干预方案，实现个体智能化的自我健康管理和保健。借助网络信息学、数字化管理等手段，建立本地和异地健康档案数据库，注重对健康信息连续时点的采集及动态分析，动态跟踪管理亚健康人群，依据不同阶段的健康信息及监测数据，不断评价健康变化趋势，调整干预方案，满足亚健康人群长期健康维护服务、远程移动服务、信息动态管理等需求。

（5）其他

①建立社会支持系统，完善法律体系。社会支持是一个复杂且内容广泛的概念，它既包含环境因素，又包含个体内在的认知因素和外在的行为，直接反映了个体与他人之间的相互作用。社会支持能减少心理压力和心理上的障碍，社会支持的程度越高，亚健康人群面临的压力越小。影响社会支持的因素有接受教育的程度、主观因素以及与同事的关系，因此，提高职场支持和个人交际能力有助于心理健康。

②整治环境。由于亚健康的直接后果是劳动生产力的下降，因此亚健康与国家利益息息相关。各级政府应树立环境可持续发展的观念，在改善职业人群的亚健康状态上起主导作用。尤其在经济和社会全球化快速发展的今天，环境状况不断恶化，环境污染已不仅仅局限于某一国家或地区，只有遵守国际公约，加强国际合作，共同致力于生存环境的改善，才能从真正意义上防治亚健康问题。此外，从微观环境而言，如何改善不良的工作场所是各级管理部门需要迫切考虑和解决的问题。当作业环境中有高温、粉尘、噪声和刺激性气体时，亚健康发生率明显升高。因此加强对职业人群工作环境的监督和管理，有助于其亚健康的预防及良性转化。

总的来说，亚健康管理的根本措施是健康教育，与健康管理的一级预防理念是对应的。开展普查工作、定期体检、融入中医"治未病"理念，与健康管理的二级预防理念是对应的，可见亚健康管理的研究思路与"以预防为主"的健康管理新理念是异曲同工的。而建立电子数据平台是开展亚健康管理的必要技术和手段。因此科学融入健康管理理念，发挥中医养生保健优势，搭建网络管理平台，能够有效促成对亚健康的三级干预，构建适合中国国情的亚健康人群健康管理模式，从源头上全方位防治亚健康，从真正意义上改善和提高人们的健康水平。

生命有周期，管理要周到

王皓宇

出生于中医世家，现为天下同人深圳健康科技公司董事长。中医文化学者，著有《四圣弘医》《迈入中医之门》《深入浅出方解伤寒》《走过最远的路》等。

一、生命有周期，健康各不同

生命之所以称作"生"命，就是不断运动、变化的结果。如果运动和变化停止，意味着生命的终结。生命在运动、变化中，呈现从出生、壮大、衰老到死亡的变化过程。

我们都知道，自然界在按照非常严格的规律进行着周期性的运转。地球围绕太阳公转一圈的时间是 365.24219 天。以太阳为坐标系，地球自转一圈的时间大约是 24 小时。除此之外，月球以及太阳系中的八大行星都严格按照一定规律进行着周期性运转。地球周期性的自转形成了白天和黑夜的交替变化，周期性的公转形成了一年四季的交替性变化。

人类和自然界一切生命均来源于自然和自然的变化。因此，人体也存在着严格的周期性规律。譬如，人们体内的"生物钟"跟随着地球自转进行睡眠和苏醒的交替性变化。如果细心观察，我们发现，伴随着地球公转形成的春夏秋冬，我们的身体也在发生着周期性变化。夏天，皮肤毛孔张得更大，皮肤明显湿润；冬天，皮肤的毛孔明显收缩，皮肤更干燥。除了每天、每年的周期性变化，生命还存在从出生到成长，衰老到死亡的周期性规律。

《素问·上古天真论》谈到女子的生命周期按照 7 年进行变化，男人的生命周期按照 8 年

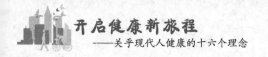

进行变化。

"岐伯曰：女子七岁，肾气盛，齿更发长；二七而天癸至，任脉通，太冲脉盛，月事以时下，故有子；三七，肾气平均，故真牙生而长极；四七，筋骨坚，发长极，身体盛壮；五七，阳明脉衰，面始焦，发始堕；六七，三阳脉衰于上，面皆焦，发始白；七七，任脉虚，太冲脉衰少，天癸竭，地道不通，故形坏而无子也。丈夫八岁，肾气实，发长齿更；二八，肾气盛，天癸至，精气溢泻，阴阳和，故能有子；三八，肾气平均，筋骨劲强，故真牙生而长极；四八，筋骨隆盛，肌肉满壮；五八，肾气衰，发堕齿槁；六八，阳气衰竭于上，面焦，发鬓颁白；七八，肝气衰，筋不能动，天癸竭，精少，肾脏衰，形体皆极；八八，则齿发去。肾者主水，受五脏六腑之精而藏之，故五脏盛，乃能泻。今五脏皆衰，筋骨解堕，天癸尽矣。故发鬓白，身体重，行步不正，而无子耳。"

中医认为，生命是靠精血维持和滋养的。"精"是生命最精华的物质。我们经常用"精神""精力"等词语形容人体的健康状态。小孩刚出生时，身体刚开始发育，精血还不够充足，不足以"填满"骨骼骨髓，所以骨骼比较柔嫩。身体内的精气不断积蓄生长，女子到了7岁，男子到了8岁，精气向上充盈就会换牙并令头发加速生长。之前的牙齿是乳牙，相比伴随终生的"老牙"，乳牙里储存的精气比"老牙"少，所以没有成人的牙齿结实。过了这个时间段，也就会从"黄毛小儿"向黑发阶段变化。

男子的精气充盈到16岁，女子充盈到14岁，人的生殖器官开始成熟。"女子二七而天癸至，任脉通，太冲脉盛，月事以时下，故有子。""天"是言其来源于先天，"癸"在十天干中排行第十，和处于第九位的"壬"在五行中都属于水。对人体而言，"壬水"属"阳"，泛指身体内流动的水；"癸水"属"阴"，是人体内水液浓缩的精华，暗指人体的"肾精"。"天癸至"是受孕的先决条件。女子到了14岁，肾精充盈到一定程度，"任脉"也会充盈通达。"太冲脉"指的是肝脉，人体的肝系统主管藏血，人体的生殖系统靠充血和血的滋养才能发挥其功能，月经是女性生殖系统发育成熟的标志。男子"二八，肾气盛，天癸至，精气溢泻，阴阳和，故能有子"。男性到了16岁左右，肾精充盈，滋养生殖系统，使其得到发育成熟，实现了射精功能，这时阴阳（夫妻）和合，能够有子。先天之精需要后天之精不断补充，才能维持机体的生命活动。所以天癸与后天之本——脾、胃也有着重要的关系。

女子到了21岁，肾气充满，牙齿到了最坚固的时候。到了28岁时，肾精达到最充盈的时候，促进血液制造和骨骼的发展，滋养筋骨变得强健有力，头发的生长达到最茂盛的阶段，此时身体最为强壮。人体最强健的时刻，往往也是由盛转衰的时刻。到了35岁，身体内的气血就已经明显衰减，阳明经脉指的是胃脉，当胃中的气血下降时，人体的消化吸收功能就会下降，气血逐渐衰弱到不足以滋养面部，面部开始变黄憔悴，头发也开始脱落。到了42岁，负责滋养人体的太阳经，协助、支持太阳经运行的阳明经和少阳经的气血都会进一步衰弱。人体宣达于体表的气血就会明显不足，面部就会憔悴无华，头发开始变白。到了49岁左右，任脉气血虚弱，肝藏血的能力也会快速衰减，当精血不足以滋养人体的生殖系统时，天癸枯竭，月经断绝，女性就失去了生育能力。

男子到了24岁，肾气充满，筋骨强健有力，精气向上充盈，牙齿到了最坚固的时候。到了32岁，精血的充盈到达顶峰，津血对筋骨的滋养也达到顶峰，这时候筋骨最结实，肌肉也最丰满健壮。过了32岁，男子的身体就开始走下坡路，到了40岁，肾气肾精逐渐衰退，头发开始脱落，牙齿由于得不到肾精的充足供养，也开始脆化。到了48岁，头面部的阳气和供血进一步衰减，面部逐渐憔悴，头发得不到血的充足供养开始变白，两鬓是肝胆经过的区域，肝血匮乏后更容易花白。到了56岁，肝气衰弱，肝血对筋络的滋养会更加不足，筋络老化后，人体的活动就不能灵活自如。64岁时，人体的精气进一步衰减，肾藏精的功能持续老化，当肾精不能持续地滋养牙齿时，牙齿就开始脆化、老化并脱落。

女子七七（49岁）而天癸竭；男子八八（64岁）而天癸尽。当人体肾脏老化，不能有效地代谢、浓缩并储存人体精华和营养物质时，整个五脏六腑的功能都会衰退，筋骨脆化，缺乏力量和柔韧性，身体沉重，步伐不稳，头发变白，也就不能生育子女了。

女子的生命周期以7为单位，与月亮和地球的相对运动规律密切相关。月亮在古代称太阴，与太阳的含义相对。月亮和地球的相对运动周期大约是28天，由4个7天构成。我们观察月相的变化图，月亮从新月到半月的时间大概是7天，从半月到满月的时间也是7天。过了每月阴历十五，从满月再到半月也是7天，从半月到残月也是7天。人体内的水分和血液也在按照7天的节律呈周期性的变化。因此，每周设定7天，得了感冒以后有7天自愈的规律，女性的月经一般是4个7天一次，等等，自然界的很多规律都是以7为周期性规律。

女性和男性相比，身体内属"阴"的成分更多一些。从阴阳二分法的观点来看，男人属阳，女人属阴。我们时常形容："男人是天，女人是地。"把苍天比喻为父亲，把大地比喻为母亲。男人一般比女人更有力气，个子长得更高。从人类的进化角度看，男人比女人更多地克服万有引力而向上长得更高。从身体的结构来看，男人身体内的能量显然更多一些。而地球所有生物体的能量来源都是太阳。由于男人的质量和体内的能量都比女人大，在太阳、地球和月亮三者万有引力的平衡中，相比女人，男人受到月球运动的变化规律影响更小一些，所以在7天的周期性规律中发生了"向上"一天的偏移。因此，男人的生命周期以"8"为基本单元在运转。由于男性体内的"气血"都多于女性，所以男性的生育周期从16岁到64岁，比女人要更长一些。

女子从14岁到49岁，男子从16岁到64岁处于生育时间。这是普遍规律。但在《素问·上古天真论》中也提到"有其年已老而有子者何也？岐伯曰：此其天寿过度，气脉常通，而肾气有余也。此虽有子，男不过尽八八，女不过尽七七，而天地之精气皆竭矣。帝曰：夫道者年皆百数，能有子乎？岐伯曰：夫道者能却老而全形，身年虽寿，能生子也。"这段话的意思是：如果善于养生，懂得节制精血，气血经脉保持畅通，肾气充足，即使女性过了49岁，男性过了64岁，在高龄依然可以保持生育。

二、周期管理既要周到，又要科学

健康管理，核心是自我健康管理。现代医学将人的生命周期分为婴幼儿、儿童少年、青年、中年和老年期5个阶段。由于这5个阶段有不同的生理特点，在健康管理上有不同的特征。

（一）婴幼儿期（0~3岁）

从出生到1周岁的婴儿期是人体生长发育最为迅速的时期。1~3岁的幼儿体重每年增加2~3kg，身高第2年增加11~13cm，第3年增加8~9cm，已能独立行走，活动量大大增加，语言和智力发育加快，旺盛的生长发育要求比成年人或大龄儿童摄入更多能量和营养素。

另一方面，婴幼儿的消化系统、神经系统和肾脏等尚未发育完善，对食物的消化吸收能力和对代谢产物的排泄能力较低。因此，膳食组成、烹调方法及餐次等应顾及其生理特点。婴幼儿营养不良时，不仅正常的生长发育受到影响，而且抵抗力差，容易感染疾病。大脑细胞的增殖从孕晚期至出生后1年，而脑细胞的增大和大脑的发育可一直持续到2岁。此阶段营养素，尤其是蛋白质供给不足，会影响智力的发育。

这时期的健康管理主要依赖幼儿的父母。

这一时期的儿童，饮食应该以温润、多汁、易消化的粥汤类食物为主，配合食物纤维素。

食物和水分在人体肠胃的消化和吸收是一个比较缓慢的过程。这个过程要恰到好处，不能太快也不能太慢。太慢，肠道会产生腐败物和浊气，危害人体的健康；太快，食物和水分则不能被彻底吸收。所以，在合理的膳食结构中，人们需要吃一些粗粮来维护健康，稻米和小麦中的麸皮、红薯、大叶茶等含有大量食物纤维。食物纤维进入肠道后会膨胀发酵，膨胀的食物纤维会吸收水分和营养物质，在肠胃中形成良好的"缓冲"作用，如果人体食用了太多、太刺激的食物，或者饮用了太多的水，食物纤维的"缓冲"作用对人体有良好的保护作用；同时增加了肠胃的吸收面积，可以确保水分和营养物质被肠胃壁慢慢地吸收而不会对血液系统产生太大的压力。同时也可以稳定肠道的水分、营养物质和血糖，不会使人感到忽饱忽饿，对口腔中的水分也有很好的稳定和调节作用，让人不会感到特别渴。发酵类食物的第二作用是促进肠道中的新陈代谢和有益微生物的繁殖，让肠道的"水草"更"丰茂"，生态环境更健康。

婴幼儿的脏腑比较娇嫩脆弱，同大人相比较，每千克身体重量产生的基础热量大，受寒很容易出现发热症状，所以要特别注意不要受凉，注意补充水分。婴儿产生的基础热量大，也很容易受热，所以小孩也不能"捂"。

人体的气血严格受到太阳周期性规律影响。白天血液更多地分配到体表，晚上回收到体内。睡眠的过程就是滋养脏腑和准备人体脏腑"弹性势能"和维护内脏质量的过程。婴幼儿期要特别注意早睡和保持足够充足的睡眠。

（二）儿童少年期（3~16岁）

儿童生理发育严格遵循着一定的规律——"头尾原则"和"近远原则"。

头尾原则是指从上到下的发展顺序，儿童身体的发展遵循着头+颈→躯干→下肢的次序进行。近远原则是指从中轴向外围的发展顺序，儿童运动的发展是从躯干开始向四肢再向手和脚，最后到达手指和脚趾的小肌肉运动。

不同的生理系统有不同的发育模式。神经系统在出生后的头几年发育较快，到幼儿末期接近成人水平并趋于平缓。

淋巴系统在10岁以前发展速度非常迅速，是成人时期的2倍，10岁以后发展迅速下降到成熟期水平。生殖系统中，生殖器官在10岁以前基本上没有发育，10岁左右迅速发育成熟。一般的生理系统，如肌肉、骨骼、呼吸、消化系统的发育有两个快速期和一个缓慢期。4岁以前是第一个快速期，发展迅速；5~10岁处于相对缓慢发展期；10~11岁又进入发展迅速的快速期。

现代社会，少年学习任务较重，电子产品使用较多。过多使用眼睛和熬夜会消耗人体肝脏存储的血液，造成脏腑质量下降，影响一生的身体健康。这时候应该注意劳逸结合，保持足够休息时间。过多熬夜会严重影响肝脾肾的质量，造成肝脾肾对心脏的支持不足，心脏过劳，容易引发抑郁症、焦虑症等疾病，严重时引发猝死。

（三）青年期（17~32 岁）

青年期是人一生中最宝贵的时期，充满青春活力，朝气蓬勃。青年初期是准备走向独立生活的时期，在这一时期有诸多人生问题，如升学、就业、择友、恋爱、婚姻等，需要青年人做出抉择。青年期是心理的断乳期，也就是要求个人独立自由的时期。青年期生理发展的主要特点是身体发育基本成熟。神经系统特别是大脑皮质的结构和机能已经逐步发育成熟，神经系统的兴奋过程和抑制过程趋于稳定，动作也更加协调。

青年期是人体骨骼、肌肉发育的成熟期。男性在 32 岁，女性在 28 岁生理机能达到顶点。这一时期的健康状况会为中年和老年的健康状态打下良好的基础。

这个时期是人体脏腑长成的时期，可注意增加一些有一定强度的运动。现代社会青年人社交活动较多，要特别注意避免熬夜、焦虑。

（四）中年期（33~55 岁）

中年期，人的身心达到完全成熟，身体健壮，经验丰富，精力充沛。中年期也是人际关系成熟的阶段，中年人能理智全面地看待现实，有着成熟的性格特征，稳定的行为准则，深受社会尊重和依赖。中年期是社会、家庭、事业负担最重的时期，中年人担任的社会角色数不胜数，在家中是中流砥柱，工作重担、人事变迁、社会纷争，以及琐碎家务，赡养父母、教育子女、协调家庭成员的冲突，使许多中年人产生心力交瘁之感。中年期也是人体由极盛转衰的时期。按照自然规律，中年人的身体多开始走下坡路。因此，中年人看上去年富力强，精力充沛，但内部器官和外形都开始出现衰老表现。中年人的记忆力、思维敏感性与年轻人相比也有所减退，长期的工作劳累，过度劳形伤神，容易患许多心理疾病，对于社会家庭和中年人自身来说都是极大的不幸。

日常生活常见的各种慢性病，如睡眠障碍、焦虑、疲劳、身体酸痛等在中年人身体上开始大幅度出现。

健康管理对于中年人来讲非常重要，中年人患各种慢性病和肿瘤的概率本身就很高，如果这时候不加以有效管理，很容易给步入老年后的生活留下隐患。因此这时应该开始注重养生，劳逸结合，提前预防疾病。

（五）老年期（55 岁以后）

老年人身高和体重随着年龄的增长逐渐变矮和减轻，身体会出现弯腰、弓背等现象。老年人体内的水分比青年少 8%～9%，脂肪含量增加，组织细胞减少。表现最明显的是肌肉细胞，75 岁以上老年人肌肉细胞数量减少达 30%，且肌纤维变细，失去弹性。随着年龄的增长，老年人的关节活动范围变小，运动能力下降，机体敏感度和持久力也会下降。骨骼逐步变脆，骨髓的再生能力降低。因此，老年人摔倒容易发生骨折且恢复期很长。

感知能力是指对周围物理环境和社会环境信息的接收能力。65 岁左右的老年人的各项感知器官会衰退，感知能力退化，最先表现的是视力和听力。老年人的眼角膜逐渐变厚，晶状体混浊变黄，使得老年人视力模糊，对明暗度感觉能力降低，需要较长时间来适应光线的明暗变化；对色差的识别能力下降，在老年人眼中，鲜艳的色彩会变得灰暗。听力下降是大多数老年人都存在的问题。老年人听力衰退主要表现有两点：经常性地短时间内失去听力和对高频声不敏感。老年人的最适听觉距离为 3 米，最大不超过 7 米，这使得老年人在交谈时喜欢靠近交谈者。因此，老年人倾向于安静的、尺度较小的、围合感较强的社交空间。作为对视觉和听觉的补充，老年人经常通过触摸、品尝、闻味来辨别事物。但由于新陈代谢减缓以及肌肉反应能力减退，老年人在触觉、味觉和嗅觉等方面的感知能力均明显下降，表现不敏感。

64 岁以后，人体的神经系统功能明显衰退。由于老年人脑细胞的减少，造成老年人反应迟钝。衰老和疾病都会影响老年人对外界事物的反应，常表现为思考能力降低，记忆力衰退，思维活动减慢，对外界环境信息认知和储存能力减弱。这使得老年人更倾向于生活在熟悉的环境中，对新环境的适应能力不强。在他们的头脑中早已形成对周围熟知环境的认知地图，而要重新建立这种认知地图，对老年人来说是非常困难的。因此，老年人容易迷路或转向。

老年人对温度、湿度等气候环境变化的反应不太敏感，适应能力变差，这主要是由于老年人新陈代谢减慢，体内激素等分泌减少。老年人的健康状况因此容易受环境变化的影响，如空气湿度的变化，将会导致老年人产生风湿病、高血压、心脏病、心脑血管疾病等慢性病。同时，老年人的疾病不容易根治，并且常会因为一些小病导致复发。

随着老化进程的发展，心肌逐渐萎缩，心脏变得肥厚硬化，弹性降低。这些变化使心脏收缩能力减弱，不仅心跳频率减慢，心脏每次搏动输出的血量也会减少。心输出量降低，输送到各器官的血流量也就减少了，氧气供应减少，引起心肌供血不足，影响各器官功能的发挥。进而导致老年人对温度、湿度和气候的反应不太灵敏，适应能力减弱。所以，体质衰弱的老年人惧怕寒冬。

对于老年人，通过调整以下几个方面的生活习惯起到延缓衰老的目的。

1. 尽量在晚上 10 点前睡觉。早睡可以让血液尽早回流到内脏，起到滋养内脏，净化血液，提升身体血液循环的作用。

2. 尽量做一些气功、八段锦之类的练习。老年人体质下降，肌细胞开始萎缩，脏腑和肌肉中储备的营养物质明显减少。大运动量锻炼会造成身体透支，而且会造成有限的血液过多分配到肌肉和皮肤，而不是内脏。气功、八段锦这些锻炼可以促进脏腑血液供应和脏腑供氧，更有利于延缓衰老。

3. 饮食应该以清淡、温热、多汁的汤粥类食物为主。老年人肠胃萎缩变硬，身体内水分含量减少。应该尽量吃易于消化、多汁类食物。多补充水分，防止身体体液流失。

4. 因为身体老化，老年人身体的蓄血（水）量下降，老年人对外界环境的冷热燥湿变化较敏感。因此，老年人的生活环境应该相对稳定，居住环境不宜变化太大。冬天注意防寒，夏天注意防暑。

5. 情绪波动较大很容易造成血液流动紊乱，对脏腑造成伤害，引发急性的心脑血管疾病。老年人应该特别注意保持情绪稳定。

笑口常开，健康常伴

王成亚

中国道家养生协会会长，北京市道教协会副会长，中国保健协会市场工作委员会会长，北京中医药大学国学院客座教授，儒释道医药研究所常务副所长。

一、病由"心"生

心对西医而言是人体的重要有形器官——心脏。人类的心脏位于胸腔中部偏左下方，体积约相当于一个拳头大小，重量250克左右。女性的心脏通常要比男性的体积小且重量轻。西医认为心脏的主要功能是为血液流动提供动力，把血液输送至身体各个部分。向器官、组织提供氧和各种营养物质（如水、无机盐、葡萄糖、蛋白质、各种水溶性维生素等），并带走代谢的终产物（如二氧化碳、尿素和尿酸等），使细胞维持正常的代谢和功能。

对中医而言，心不仅是人体重要的有形器官，它还包括人的精神活动和心理活动。《黄帝内经》曰："心者，生之本，神之变也……心者，君主之官也，神明出焉。""其华在面，其充在血脉，为阳中之太阳，通于夏气。南方生热，热生火，火生苦，苦生心。心生血，血生脾。心主舌。其在天为热，在地为火，在体为脉，在脏为心，在色为赤，在音为徵，在声为笑，在变动为忧，在窍为舌，在味为苦，在志为喜。喜伤心，恐胜喜。热伤气，寒胜热。苦伤气，咸胜苦。""凡此十二官（心、膻中、肺、肝、脾、肾、胆、小肠、三焦、大肠、胃、膀胱）者，不得相失也。故主明则下安，以此养生则寿，殁世不殆，以为天下则大昌。主不明则十二官危，使道闭塞而不通，形乃大伤，以此养生则殃，以为天下者，其宗大危，戒之戒之。"

《内经》秉承"天人合一"理念，五脏六腑与自然是相通相应的。心与夏气相通，与天热相应，与地火相应，五味与苦相应，五色与赤相应，五音与徵相应，五声与笑相应，五志与喜相应。故过喜伤心气，但恐能抑制喜（水克火）；过热伤心气，但寒水能抑制热；过苦伤心气，但咸味能抑制苦味。

总之，《内经》认为自然界任何事物的太过或不及都会影响人的健康，如饮食、锻炼、睡眠等，但这都不能与人的情志心理对健康的影响相比。

丹麦一项 2000 年开始，历时 11 年、涉及 9870 名成年人的新研究发现，与没有情绪问题的人对比，常因夫妻关系出现情绪困扰的人死亡率增加 1 倍；常因亲子关系焦虑的人死亡率增加 50%；常跟家人争吵的人死亡率升高 1 倍；常与邻居争吵的人死亡率增加 2 倍。英国牛津大学研究人员发表在《世界精神医学期刊》上的研究也发现，有严重精神问题的人寿命平均减少 7~24 年。

《素问·举痛论》云："百病生于气也，怒则气上，喜则气缓，悲则气消，恐则气下，惊则气乱，思则气结。"《素问·阴阳应象大论》云："怒伤肝，喜伤心，思伤脾，忧伤肺，恐伤肾。喜怒伤气，暴怒伤阴，暴喜伤阳。"《内经》认为情绪是百病之源，人体大多数疾病致病因子都有情绪因素在内。故治病必先治心。

《庄子·列御寇》曰："巧者劳而智者忧，无能者无所求。"意思是，技能越高的人越劳碌，知道越多的人越忧愁；大智若愚的人看上去没有追求，却能逍遥自在。故在现代生活中智商越高、越聪明的人越容易受情绪紊乱的影响。聪明的人发现 10 件让人闷闷不乐的事，而不聪明的人却只能发现 1 件。所以聪明的人拥有更多紧张的情绪。据调查显示，农妇很少患情绪诱发病，她们通常都有几个孩子，家务劳动、农耕劳作，繁忙让她们没有时间思考。

经生物学研究，当人生气或愤怒时，心跳速度会明显加快、血压也会陡然升高。血液比往常凝结得更快，循环系统中的血细胞数量会增加。血液会自动远离消化道，从而诱发多种疾病。

当今发病率最高的几种疾病，又称文明病，都与现代社会物质生活与精神生活发展不同步相关。物质生活飞速发展，而精神文明、心理建设跟不上，引起人的情绪紊乱、压力增强，又没有好的方法排解和调节，导致魂不守舍，身心失衡，从而产生疾病。现代发病率较高的几种疾病都与情绪有关。现分述如下：

（一）情绪影响心，引发高血压

情绪对血压影响最大，对心影响最重。因心主血脉、主神明、君主之官，它的责任最大、管事最多。在临床上很多血压问题都与情绪有关。

我的一位友人是军队高官，夫妇均有高血压史，常年服药，身体较胖。经养生调理，体重大减，血压很快恢复正常，无须服药。半年前一日，听闻多年战友去世的噩耗，两人均出现头晕、心慌、气短、心悸等症，测量血压，均在170/110左右。重服降压药，但效果一般。后经一段时间调理，伤痛的心情慢慢平复，血压又恢复了正常。

我的另一位友人是中医药大学的教授，学术水平高，临床经验丰富，工作认真，追求完美。身体各项指标正常，但就是血压忽高忽低。准备课题开题前、教学任务集中时、指导毕业论文时等，紧张工作时血压就高。我说"你这么大的教授，紧张什么呢？"她说："我也不想紧张，大多是不自觉的在紧张。我也试图调整，但效果不好。等事情忙完，放假在家，血压慢慢就恢复正常。"

我的一位女病人，30多岁，血压高就诊。面色红润，饮食两便都正常，体重正常，舌淡苔薄白，脉微弦，看上去很健康。经问诊得知，她血压极不稳定，有时很高，有时正常，经常反复。服药效果也不佳。问她血压高时有没有规律，她说她生气和紧张时便高。以前血压不高，自从交了现在的男友，还不到一年血压就高了。我问她，你们感情不好吗？你男友让你生气吗？她说他们感情很好，她非常爱她的男友，男友也爱她。我说，那你应当很幸福啊，为啥还会生气呢？她说，她看到男友与异性接触她就紧张生气，血压就会高。我说，你已经很清楚你的病因了，不需要看医生，医生也治不好你的病，生理性疾病易治，心病难医啊！她说，她也明白，但控制不住自己。无奈之下我还是给她开了药，一味逍遥丸、一味《道德经》。她问，逍遥丸、《道德经》都是药吗？我说，都是药，只不过前一味在药店买，后一味到书店买。一味治身，一味治心。《道德经》四十四章尤其重要，其曰"甚爱必大费"，对任何事物爱得太过必将导致大的消耗。庄子曰："君子殉名，小人殉财。"即君子重名，故多死于名；小人重财，故多死于财。男人重色，伤于性；女人重爱，伤于情。爱情不是占有，更无法控制。爱情是平等的，只能靠信任、理解和包容去维护。靠控制是不会幸福的。

以上几个例子中的人都有一颗敏感的心，心越敏感，神明越易受扰乱，神不明则十二官将受影响。"没心没肺"的人不会得高血压。

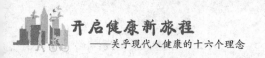

（二）情绪影响肾，导致糖尿病

西医认为，当人处于恐惧、焦虑、紧张、抑郁或受惊等应激状态时，胰岛素分泌会受到抑制。如果这种不良心理因素长时期存在，则可能引起胰岛β细胞的功能障碍，使胰岛素分泌不足的倾向最终被固定下来，进而导致糖尿病。

糖尿病与中医消渴症基本类似。消渴症又分为上消（多渴，多与肺脏有关）、中消（善饥，多与脾脏有关）、下消（多尿，多与肾脏有关），还有体重减轻等症状。但现在患糖尿病者的症状多不明显。经临床观察，90%糖尿病患者在发病前都有压力大、恐惧、精神紧张等过程。故糖尿病除与遗传、生活不规则等因素有关外，其与精神因素关系更为密切。

我的一位学生，患糖尿病近20年。他从事金融行业，是非常出色的股票人。从打工到自己组建公司，短短几年时间，公司由几千万增长到几亿规模。而他的体重与他的企业增长成正比，由140多斤增长到近200斤。同时出现了"三高"症状，尤其是血糖更盛。开始口服降糖药，效果不好，之后改成注射胰岛素，也不见好转，身体每况愈下。这时他开始考虑"要钱还是要命"的问题，为此他把企业交给别人管理，参加了北京中医药大学道医高级研修班学习。经1年多的学习、调理，体重恢复到140多斤。"三高"症状彻底消失，身体非常健康。有了健康的身体，心又不平静了，对我说："老师，我身体好了，经济大潮来了，不抓住这个机会，我将终身遗憾。"之后便重回商场。几年时间，企业由几亿扩张到几十亿，胰岛素又打上了，并且剂量与企业规模成正比。

炒股好似坐过山车，每时每刻都在剧烈变化，人心也会随红蓝曲线的变化而变化，没有一定心理承受能力的人很难从事这个行业。若没有一颗平常心，炒股不仅让你惊恐，还会让你忧愁，更要你过度思考。中医认为思伤脾，忧伤肺，恐伤肾。肺、脾、肾俱伤，正是消渴症的成因。

（三）情绪影响肝，引发梅核气

中医认为，肝为将军之官、谋虑出焉，肝主疏泄又主筋，开窍于目，怒伤肝。

中医有一种病叫梅核气，其主要症状是自觉咽喉有异物感，咽之不下，咯之不出，或上下游走不定，或于某处固着不动。症状轻重变化无规律。对饮食无影响，一般在进食、工作、学习、谈笑等精神移注他处时，异物梗阻症状明显减轻乃至消失。传统中医认为本证主要与肝气不疏有关。本病很难被彻底治愈，会随情绪的好坏变化反复发作。单纯用药效果一般，如与情志调节结合效果更佳。比如，服药时旅游、唱歌、打太极拳等，舒缓心情。

压力过大导致紧张、烦躁、愤怒、焦虑等，还会引起眼睛不适，如视力减退、干眼症、视疲劳等。对女性还可以引起月经不调、子宫肌瘤、乳腺增生和肝胆性疾病等，甚至可发展成癌症。

（四）情绪影响肺，引发皮肤病

因肺主皮毛，情绪不佳导致免疫力下降，常常会出现过敏症状。曾有这样一个男性病人，50多岁，他妻子去世后又娶了一位太太。在他们蜜月旅行的时候，从未得过任何皮肤病的他得了皮炎。度完蜜月回到家里，他的皮炎愈发严重。住院治疗后，病情明显好转。不可思议的是，他回家后，皮炎又复发了。因工作原因，他带病出差一周，结果出差后第三天皮炎竟然消失。回家不久，皮炎再次复发。他怀疑家里有过敏源，正在此时他太太的母亲生病，太太回娘家照顾。患者一人在家的第五天，皮肤又恢复正常。他怀疑太太是过敏源。我看过他太太的照片后发现，太太方脸，偏白，鼻高、颧露、口大、唇薄。我问："你太太的性格如何？"他说："她很霸道，专横，不讲理，唯她独尊，经常发脾气。"我说："过敏源的确是你太太，但不是你太太身上的气味或其他东西，而是你太太的性格。你对她的性格过敏，你的皮炎是你对太太的恐惧和忧虑所致。于是，我与他太太单独进行交谈，告诉她，她先生皮炎的真正病因。她听后很震惊，表示一定要改改自己的脾气。一个月后患者说太太的脾气变好，他的皮炎也没有复发。

其实大部分的皮肤病都是由情绪变化引起，在情绪变化过程中，真皮层的毛细血管不断收缩，少量血清从薄薄的血管壁被挤出血管，在组织中积聚，久之皮炎逐渐形成。

（五）情绪影响脾，导致胃病

俗语云：医不治胃。为什么医生不能包治胃病呢？因为对胃影响的因素太多了，如饮食、情绪、睡眠、运动等，对脾胃都会有影响。脾胃在人体中主要功能是消化吸收，是后天之本，气血生化之源，五行属土。胃主受纳、脾主运化、在志为思，过思则伤脾。当脾受伤时就会发"脾气"，情绪也会影响脾胃功能。在充满快乐的环境中，我们的胃口就会很好；反之，当周围一团糟、诸事不顺时，我们会一点胃口也没有。如失恋时，会出现茶不思，饭不想的现象；如中了大奖，就会胃口大开。

131

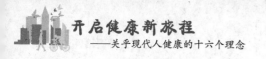
二、健康从养"心"开始

1. 看淡生死，道法自然

《庄子·至乐篇》有个故事说：庄子的妻子死了，惠子前往吊唁，庄子正在分开双腿像簸箕一样坐着，一边敲打着瓦缶一边唱歌。惠子说："你跟死去的妻子生活了一辈子，她为你生儿育女，直至衰老而死。人死了不伤心哭泣也就算了，你却敲着瓦缶唱起歌来，也太过分了！"

庄子说："不对啊。她初死之时，我怎么能不感慨伤心呢！然而仔细想想，她原本就不曾出生，不只是不曾出生而且本来就不曾具有形体，不只是不曾具有形体而且原本就不曾形成元气。夹杂在恍恍惚惚的境域之中，变化而有了元气，元气变化而有了形体，形体变化而有了生命，如今变化又回到死亡，这就跟春夏秋冬四季运行一样。死去的那个人安安稳稳地寝卧在天地之间，而我却呜呜地围着她啼哭，我认为这是不能通晓于天命，所以也就停止了哭泣。"

庄子认为生死是自然现象，就像四季一样，春夏过去，秋冬必然到来。又像白天和黑夜一样，白天过去，黑夜也必将到来。人的生命到来时不能拒绝，当生命将要结束时也不能阻止。万物方生方死、方死方生，生者不得不生，死者不得不死，生生不息，变化无极。故生死非人力所能干预与主宰，既然人力不可为又有什么可忧虑的呢？死亡是人恐惧的根本。当人死都不怕了，那还能怕什么呢？当人看淡了生死，名利权情也就看淡了。人就潇洒了、无累了、自由了，品德自然高尚了。

2. 淡泊名利，追求价值

《庄子》曰："夫富者，苦身疾作，多积财而不得尽用，其为形也亦外矣！夫贵者，夜以继日，思虑善否，其为形也亦疏矣！

养形必先之以物，物有余而形不养者有之矣；有生必先无离形，形不离而生亡者有之矣。世之人以为养形足以存生；而养形果不足以存生。"

庄子认为人追求利是为了富。人有足够的物质，形体就会得到将养，得到将养的人就会健康。但庄子发现很多人背道而驰，超负荷紧张地工作，物质有了，但身体并没得到将养，还累出一身病。积累了大量钱财还没来得及用就去世了，追求这样的富足，有何意义呢？

人追求名是为了贵。"贵"让人精神上得到满足，精神上得到满足，人就会快乐。快乐的人会感染更多人快乐，这样的人生更有价值。但庄子发现人即使追求到"名"，也没有高贵的精神境界，自然也不快乐。形神虽没分离，又有何存在的价值呢？人生的意义何在呢？

人生百年，如白驹过隙。富贵、名利人人喜欢。但如人生目的只是为了富贵而富贵、名利而名利，不追求人存在的真正价值和意义，那么活着与死去没有差别。《道德经》曰："既以为人，己愈有；既以与人，己愈多。天之道，利而不害。圣人之道，为而不争。"即帮助别人越多，自己越富有；给予别人越多，自己越有价值。修养高尚的人像天道一样，利益众生，滋养万物，但又不与万物相争。

在当今社会，有的人唯物是尚，为名是从，为富不仁，为贵负义。有些企业家一味追求利益，不择手段，唯利是图、轻命重财，有了钱，嗜欲无度、醉生梦死，结果钱在银行，人在天堂。还有些官员没有正确的人生观，做官只是为了个人的名利显达，为人民服务观念淡漠。这些官员有权以后只贪图个人享乐，利用职权以权谋私，吃喝玩乐，甚至无视党纪国法，铤而走险，贪污腐化，结果锒铛入狱，自毁一生。

人人追求富贵，但追求的目的不同，人生的意义和价值完全不同。若人活着只是为了自己的富贵就是自私、就是小人，活着的意义和价值不大；若人活着是为了更多人的富贵和幸福，就是君子，就是圣人。故人活着真正意义和价值是对他人的正向影响力。当你能影响一个家庭时你就叫家长；当你能影响一个公司时你就叫董事长；当你能影响更多人时，你会是哲学家、科学家、文学家等，他们对整个人类产生巨大影响，活着的意义和价值不可估量。

3. 量力而行，顺势而为

古人云：善于养身的人不做超过自己生理能力的事；善于养心的人不做超过自己智力的事。现代社会节奏快，竞争激烈，急功近利，人心又比较浮躁，在工作中如不懂得调节自己的身心，将会对自己及他人造成伤害。

现代社会中，竞争很正常。但要善意竞争，守住道德底线，不做损人利己或损人又不利己的事。做事多从社会、国家，乃至人类角度出发。所有人创造的价值最终都是为了社会进步。社会的进步是大家努力的结果。

《道德经》曰："知常容，容乃公，公乃王，王乃天，天乃道，道乃久，没身不殆。"即知道"常"的人就能包容，何谓"常"？即永恒不变，如万事万物的生灭，阴阳的消长，白天与黑夜的更替，祸福的相依，善恶的变化，月亮的圆缺，生死的无常。万事万物无法完美，天地都不能完美无缺，何况人呢？故任何事物都有其长处，也有其短处。我们和他人一样都有优缺点，有所长，也有所短。如能明白"常"的道理，在生活中、工作中、家庭中都会理解他人，包容他人。能包容他人的缺点，包容与自己不一致的观点或反对自己观点的人，不嫉妒别人的优点和智慧，这样的人就能做到公而忘私，就具有做领导的才能；做领导如向天地一样无所不容，能遵循自然法则去治理国家、社会、企业、家庭、身体，就都不会有危险发生。

当代还有一群成功人士，名利富贵都不缺，但缺少幸福感、安全感、快乐感、健康感。他们整天生活在紧张、恐惧、忧愁和病态等阴影之中。这些人大多是欲望较高、自尊心虚荣心太强，充满控制欲与占有欲。他们在工作中和生活中容易树敌，易让别人不舒服，自己又很累，甚至功亏一篑。如汉时的项羽、韩信，魏晋时的嵇康，三国时的杨修等。他们都是因自己的智慧和才能获得成功，也都是因自己性格和虚荣丢了性命。故《道德经》曰："曲则全。"

人的一生在事业上能获得成功，同时又能拥有健康的身体，再能拥有幸福、快乐的生活的确不易。但这些要素主要还是取决于一个人的心态，俗语云：知足常乐。

4. 致虚守静，张弛有度

现在社会比过去发达许多，人与人之间竞争也激烈得多。紧张与压力如影随形，心理性疾病不断攀升。怎样缓解紧张的心理压力呢？除保持一颗平常心外，道家主张，经常静坐可以缓解压力，让烦躁的心得以平静。静坐、冥想、存思等，越来越被现代人所接受。

《道德经》曰："圣人之治，虚其心，实其腹，弱其志，强其骨，常使民无知无欲，使夫智者不敢为也。为无为，则无不治。"即圣人治理身体的办法是，经常去除心中杂念，把意念集中在腹部下丹田，身体端坐，脊柱挺起，有念即返，返至无念可返，则身体就没有什么治理不了的了。又曰："致虚极，守静笃，万物并作，吾以观其复。"即当人虚到极点（没有任何私欲和杂念），静到极点（基本没有呼吸，即胎息）时，就可以观察到万事万物发生发展基本规则。《庄子》讲"心斋""坐忘"都是说明通过静坐不仅可以调节身体机能，还可以增加人的智慧。越是工作繁忙时越要让自己静一静，清理清理身心的垃圾。"忙"即"心亡"。《庄子》谓："嗜欲深，天机浅。"即人的欲望越大，智慧越少。

人不仅要会工作，更要会生活。生活病了，人才会得病。生活要遵循自然规律，遵循道的规则。现代人需要这样的生活：工作张弛有度，修心时常静坐。琴棋书画茶，常与家人处。

5. 笑口常开，健康常伴

人活着的质量在于你是否拥有健康和快乐！

人活着的意义在于你对社会的贡献！

人活着的价值在于你对人类的影响力！

人活着的质量不是拥有多少金钱，而是拥有更多的快乐和健康。没有健康快乐，即使拥有再多的金钱也不会幸福。故人要用积极的心态去处事，用乐观的态度去待人。《列子》曰："天地无全功，圣人无全能，万物无全用。"世上没有完美无缺的事物。正是因为天下不完美，才有人存在的必要。如天下完美无缺，人存在的作用又是什么呢？

人生活在世，遇到困难和磨难都很正常。我们要做到：遇困不退缩，受挫不气馁，有功不自居，得意不忘形。

毛泽东在《水调歌头·重上井冈山》曰："久有凌云志，重上井冈山。千里来寻故地，旧貌变新颜。到处莺歌燕舞，更有潺潺流水，高路入云端。过了黄洋界，险处不须看。风雷动，旌旗奋，是人寰。三十八年过去，弹指一挥间。可上九天揽月，可下五洋捉鳖，谈笑凯歌还。世上无难事，只要肯登攀。"

没有这种浩然正气、凌云之志的领袖，我们也不可能有今天的幸福生活。我们要把有限的生命投入到社会建设中去，不要浪费在勾心斗角、尔虞我诈、吃喝玩乐、醉生梦死之中。要心系天下、利益苍生、积极工作、乐观生活。要与人为善，乐于助人。俗语云："心底无私天地宽，人至无欲品自高。"《内经》所谓："主明则下安，以此养生则寿，殁世不殆，以为天下则大昌。"即心为君主，如人能清静无为、无私少欲则主明，主明，五脏六腑都会平安健康；主明用于养生则获得长寿；用于处世则不会遇到危险；用于治理国家，国家则昌盛富强。故心理健康、道德高尚是健康的基石，是幸福的港湾，是快乐的源泉，是社会和谐安定的保障。

人生短暂，能开口笑的日子有几天？悲也一天，忧也一天，笑也一天，乐也一天，都是一天为什么不选择快乐地度过呢？我们要珍惜生命的每一天，让每一天都充满爱，充满快乐，充满和谐，充满阳光。每个人快乐过好每一天，社会就会和谐，国家就会安定，世界就会和平。愿我们所有人笑口常开，健康常伴！

重视生活环境，营造健康家园

王 琦

深圳市人民医院副院长，兼任中国质量协会医疗与健康分会副会长，中华预防医学会卫生事业管理分会委员，深圳市健康促进协会常务理事，*BMJ Quality & Safety*（中文版）编委。

现代社会，健康的生活环境和良好的生活习惯日益受到人们的重视。2016年10月，中共中央、国务院印发《"健康中国2030"规划纲要》，提出"普及健康生活、优化健康服务、完善健康保障、建设健康环境、发展健康产业"五方面的战略任务。改善城市人居环境是建设健康环境的重要组成部分；健康城市则是推进健康中国建设的重要抓手，要通过健康城市建设，把健康融入城乡规划、建设、治理的全过程，促进城市与人民健康协调发展。2020年3月2日，习近平总书记在北京考察新冠肺炎防控科研攻关工作时强调："要坚持开展爱国卫生运动，从人居环境改善、饮食习惯、社会心理健康、公共卫生设施等多个方面开展工作，特别是要坚决杜绝食用野生动物的陋习，提倡文明健康、绿色环保的生活方式。"

由此可以看出，良好的生活环境是健康的基石和保证。而健康的生活环境需要我们养成健康的行为习惯，时时刻刻重视生活环境与健康的关系。

一、生活环境与健康的关系

生活环境是指与人类生活密切相关的各种自然条件和社会条件的总体，它由自然环境和社会环境的物质环境所组成。

健康的自然环境包括：一是未受人为活动

影响的自然环境，大部分对人体健康是必需的，也是有利的，如清洁的水、空气、土壤、食物，适量的太阳辐射等。另一部分是人类活动改变了的自然环境，比如人工开垦土地，植树造林，耕种农作物，栽培花草虫鱼等，以及动物园和生态保护区等。

健康的社会环境首先是健康的室内环境，应该在满足工作和生活基本要求的基础上，突出健康要素，满足居住者生理、心理和社会多层次需求，营造健康、安全、舒适的室内环境，使居住者身心处于良好状态。其次是健康的社会环境，包括在日常工作学习和生活中，能够与人相处融洽。

除自然环境、社会环境外，人的居住环境与健康也有密切关系。人的一生有一半的时间是在居室中度过的。舒适健康的居住环境离不开以下几个重要因素：首先是阳光充足，空气清新，没有对人体有危害的辐射、电磁波和气体；其次是安静，无噪声、无污染。

人生活于环境之中，一切人类活动无时无刻不受到环境的影响，也在不断地影响着环境。当人们还陶醉于工业化的巨大进步时，生态环境破坏和污染问题已经不期而至，并随着工业化的不断深入而加剧，形成了大范围甚至全球性的公害。近年来，随着环境污染的加剧，人们越来越关注环境对人群健康的影响，并越来越重视环境与健康相互关系的研究。环境与健康关系的研究涉及问题十分广泛，既有直接环境问题，又有间接环境问题；既包括环境因素对健康的有益作用，也包括对健康的不良影响；既涉及环境与健康关系的宏观规律，又涉及其作用的微观机制，还有不同环境因素之间的联合作用。有鉴于此，深入开展环境与健康关系的研究，揭示环境因素对人体健康影响的生物学本质及其作用规律等，具有十分重要的意义。

二、生活环境对健康的影响

人类在开发和利用自然环境资源，创造新的生存环境的同时，又将生产、生活中的废弃物排入环境，导致环境污染。由于各种人为或自然的原因，使环境的构成发生重大变化，破坏了生态平衡，对人类健康造成直接、间接或潜在的有害影响，称之为环境污染。生活环境与人类生活尤其息息相关，与人类健康的关系也最密切。

（一）环境污染对人类健康影响的特点

1. 影响人群广

环境受污染后影响的人群范围广，人数多，不同年龄、不同性别的人群，

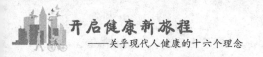

甚至胎儿都可能受到影响。

2. 危害作用多

环境中存在各种污染物，对人体健康的损害表现出明显的多样性，既有直接的，也有间接的；有急性的，也有慢性的；有局部的，也有全身的；有近期的，也有远期的；有特异性损害，也有非特异性损害；有的是单个污染物作用的效应，有的则是多种污染物联合作用造成的。

3. 多种因素作用的复杂性

受污染环境中可有多种污染物同时存在，各种毒物间可以产生联合毒性作用；同一种污染物可通过被污染的环境介质经不同途径进入人体，同一个体可摄入多种环境污染物；暴露人群中的不同个体对污染物易感性不同，在临床上会有不同反应；环境污染物作为致病因素对健康损害属多因多果，关系十分复杂。

4. 低剂量作用的长期性

很多环境污染物可长时间滞留于空气、土壤和水中，并长时间作用于人体，若污染物低浓度，造成的健康损害在短时间内不易被发现，有些危害需要几年、十几年甚至几十年才表现出来，有的到子代才表现出健康危害效应。

（二）室内空气污染与健康

现代人75%以上的时间在室内活动，特别是老、幼、弱、病者室内活动时间更多。据近年来的一些调查研究资料，室内空气污染与健康的关系最为直接和密切。

1. 室内空气污染的来源

（1）燃料燃烧　烹饪、取暖时燃料的燃烧产物是室内空气污染的一个重要来源。目前使用的燃料种类较多，有煤、煤气、石油液化气、天然气、木材、农作物秸秆等。这些燃料在燃烧时产生的污染物主要有 SO_2、NO_x、CO、CO_2、烃类及颗粒物。中式烹饪产生的油烟也是室内空气污染的一个重要来源。

（2）人类活动　人体代谢产生的废物主要通过呼气、大小便和汗液排出体外。呼气中主要含有 CO_2、水蒸气以及一些氨类化合物。人们谈话、咳嗽、打喷嚏时，随飞沫可排出呼吸道黏膜表面的病原微生物，污染室内空气。人的皮肤、衣物及卫生用品，可散发出各种不良气体与碎屑。人的走路及其他动作可使地面和墙壁上的灰尘、微生物等散播到空气中。烟草烟雾中含有3800多种成分，吸烟产生的烟雾也是造成室内空气污染的重要来源之一。

（3）建筑和装饰材料　建筑和装饰材料有的是天然材料，有的是再生材料，还有的是化工产品，后两者在加工生产过程中需加入各种原料，其中很多原料具有毒性和挥发性。特别值得注意的是甲醛（formaldehyde）、挥发性有机化合物（volatile organic compounds，VOCs）和氡（radon）。工业上甲醛主要作为生产树脂的原料，有些树脂可用作黏合剂。人造板、新式家具、化纤地毯、塑料地砖、油漆涂料等都会释放甲醛。VOCs是指在常温常压下易挥发的有机化合物总称，又称总挥发性有机化合物（total VOCs，TVOCs）。绝大多数挥发性有机化合物不溶于水或不易溶于水而易溶于有机溶剂。常见的挥发性有机化合物有苯、甲苯、三氯乙烯、三氯甲烷、萘、二异氰酸酯类等，它们来源于各种溶剂、黏合剂等化工产品。

建筑材料、矿渣、砖、瓦、水泥等可释放出有害的放射性元素氡及其子体和其他衰变产物。一般地下室氡的浓度高于地面居室。氡是镭、钍等放射性元素的衰变产物，有些建筑材料由于含镭量高，可使居室氡的浓度超过标准。在房屋建筑中，为隔热、防火，室内板壁及管道常广泛使用石棉，也会使室内空气受到石棉纤维的污染。

（4）家用化学品　随着人们生活水平的提高，家用化学品不断地进入千家万户。如洗涤剂、清洁剂、各种黏合剂、涂料和家用除害药物等。由于这些家用化学品中含有挥发性或非挥发性的有机和无机的有毒物质，当用户储存、使用、管理不当，或者由于居室温度的变化，会造成家用化学品，如苯类、酚类、醛类、烷类，对居室空气的污染。

（5）室外大气污染物　工业企业、交通运输工具产生和排放到大气中的污染物可通过门窗、孔隙或其他各种管道缝隙进入室内，特别在夏季开窗季节，室外大气中的 SO_2、NO_x、颗粒物及其他有毒污染物均可到达室内，有时室内浓度可高于室外。不合格生活用水可能存在的致病菌或化学污染物，如军团菌、苯、机油等，亦可通过淋浴、空调冷却水、空气加湿器随水雾进入室内空气。

2. 室内空气主要污染物及对健康的影响

（1）二氧化碳　正常空气中二氧化碳（carbon dioxide，CO_2）含量约为0.03%。室内 CO_2 可来源于燃料燃烧、动植物的新陈代谢和人体呼吸。当 CO_2 浓度小于0.07%时人体感觉良好；达到0.1%时个别敏感者有不舒适感；达到0.15%时不舒适感明显；达到3%时使人呼吸程度加深；达到4%时使人产生头晕、头痛、耳鸣、眼花、血压上升；达到8%时呼吸困难、脉搏加快、全身无力、肌肉抽搐甚至痉挛，神志逐渐不清；达到30%时可致死亡。CO_2 浓度升高，会造成缺氧，这是引起死亡的主要原因。

（2）燃烧产物　燃烧产物对人体的危害主要是：①燃烧产物中的多环芳烃（PAH）可致癌，如云南省宣威县是肺癌高发区，调查发现肺癌死亡率与当地室内空气中PAH类中B（a）P浓度呈明显正相关；②燃料所含杂质的污染，如燃烧氮、砷含量高的煤，可造成室内空气氮、砷污染，引起氮中毒、砷中毒；③燃烧产物SO_2、NO_x可对机体皮肤、黏膜产生刺激作用；进入肺组织的颗粒物可引起肺通气功能下降，肺泡换气功能障碍；④烟草燃烧产物对机体呼吸、神经、循环、内分泌、生殖系统以及免疫功能均有明显的损伤作用。烟草烟雾暴露是肺癌发生的一个重要的危险因素。除肺癌外，还与咽喉癌、口腔癌、食管癌、肾癌、胰腺癌、膀胱癌、子宫颈癌等高发有关。

（3）烹调油烟　食用油在加热烹调时可产生烹调油烟。烹调油烟是一种混合性污染物，有200余种成分，在我国室内污染中普遍存在。烹调油烟具有遗传毒性，而且是肺癌的危险因素，遗传毒物来源于油脂中不饱和脂肪酸的高温氧化和聚合反应。有研究表明，中国妇女肺癌发病率高，排除吸烟因素外，烹调油烟是其主要危险因素之一。油烟毒性与油的品种、烹调使用的燃料种类和加工工艺等因素有关。

科普知识一▶

预防油烟危害

①不要用粗油、毛油，也不要反复用以前炒菜剩下的油。因为没有精炼过的油和剩油含杂质多，烟点低，炒菜时会放出更多的油烟。

②炒菜时，减少大豆油、玉米油、葵花籽油等多不饱和脂肪酸的使用比例，优先选用热稳定性较好的油，如精炼茶籽油、精炼橄榄油、芥花油等以单不饱和脂肪酸为主的品种。如果确实需要高温爆炒和煎炸，建议选择棕榈油和椰子油等饱和度高、对热更为稳定的油脂。

③降低煎炸、爆炒、红烧、干锅等需要高热油脂的菜肴比例，增加蒸、煮、炖、焯、凉拌等烹饪方式。

④降低炒菜的油温。鉴于现在纯净油脂的烟点都高达190℃以上，没有明显冒烟时就能达到正常炒菜温度。只要看到若有若无的烟，就马上把菜放进去，温度正好合适。用一片葱皮或蒜片就能测试油温，葱皮或蒜片周围冒很多泡，但不会马上变色，就是油温合适。

⑤用锅体较厚、热容量较大的少油烟锅。由于锅体热容量大，烧热需要

时间，不至于还没来得及放入菜肴，就已经锅中浓烟滚滚。

⑥买一个吸力强的吸油烟机，注意安装时距离灶台的高度合理，不要太远，保证吸力足够强，距离灶台1m也闻不到炒菜的味道。

⑦在还没有开火的时候就打开吸油烟机，等炒菜结束后再继续开机5分钟，保证没有充分燃烧的废气和油烟都被吸走。同时，打开附近的窗子，使新鲜空气流入。

⑧做炒菜和油炸菜时使用帽子和长袖罩衣，之后及时换掉罩衣，定时清洗。出厨房之后清洗手和脸。

⑨目前国内外关于PM2.5对妊娠母子的危害研究很多，建议孕妇、哺乳母亲最好不烹调冒油烟的食物，并远离油烟滚滚的厨房。油炸食品也要少吃，据国外研究，多吃油炸食物可能增加孩子未来患上哮喘、过敏等疾病的风险。

(4) 甲醛 甲醛是一种可挥发的有机化合物。人的甲醛嗅觉阈值约为 $0.06mg/m^3$，但个体差异很大。甲醛有强烈的刺激性，室内空气中浓度超过 $0.15mg/m^3$，人体就会表现出眼结膜和呼吸道黏膜的刺激作用，症状有眼睛红肿、畏光流泪、咽干发痒、咳嗽、喷嚏、气喘、胸闷、皮肤干燥发痒等。甲醛还可引起变态反应，主要是诱发过敏性哮喘，大量时可引起过敏性紫癜；长期接触空气中超过 $1.34mg/m^3$ 浓度的甲醛，将会出现类神经症症状，有的还可引起肝功能异常；肺功能方面也可出现呼气性功能障碍。遗传毒性研究发现甲醛能引起基因突变和染色体损伤。2006 年国际癌症研究机构（International Agency for Research on Cancer，IARC）确认甲醛为人类致癌物，可引起人类鼻咽癌。

科普知识二

除甲醛方法

1. 通风法 利用室内空气流通来降低甲醛浓度，周期较长，至少通风 3 个月以上。

2. 植物吸收法 最经济实惠又美化家居的方法是在家里摆可以吸收甲醛的植物，如仙人掌、吊兰、扶郎花（又名非洲菊）、芦苇、常春藤、铁树、菊花等。

3. 活性炭吸附法 活性炭等材料可对污染气体进行吸附，即物理吸附，是目前最好的物理去除甲醛的方法。其原理是活性炭的多孔结构容易吸收杂

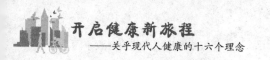

质。其中椰维炭是吸附性较强的一种。但活性炭易于吸附饱和，需要定期更换。

4. 化学法　化学法是利用氧化、分解、络合等原理制造出空气净化剂和甲醛捕捉剂等来净化空气。此外，各种电动的空气净化器也能起到物理治理和化学治理的效果。吸附性较好，但要防止化学试剂的二次污染。

目前，无论采取何种去除方式，都无法从根本上清除甲醛，我们能做的主要是采取一些方法将甲醛控制在低浓度、对身体无害状态。

（5）挥发性有机物　挥发性有机物（VOCs）有臭味和一定刺激性，主要影响中枢神经系统和消化系统，严重时甚至可损伤肝脏和造血系统，出现变态反应等。常出现的症状有头晕、头痛、嗜睡、乏力、胸闷、食欲缺乏、恶心等。苯作为溶剂及稀释剂常用于住宅装潢、工艺品制作，增加了人群接触的机会。苯不仅能损害神经系统和造血系统，而且是致癌物。聚氨酯泡沫塑料释放出的二异氰酸甲苯可引起支气管哮喘。

（6）一氧化碳　一氧化碳（CO）与动脉粥样硬化、心肌梗死、心绞痛等病症的发生有密切关系。一氧化碳是无色、无臭、无味气体，但吸入对人体有十分大的伤害。它会结合血红蛋白生成碳氧血红蛋白，碳氧血红蛋白不能提供氧气给身体组织。这种情况被称为血缺氧。浓度高至667ppm可能会导致人体50%的血红蛋白转换为碳合血红蛋白，可能会导致昏迷和死亡。而香烟中亦含有一氧化碳。最常见的一氧化碳中毒症状有头痛、恶心、呕吐、头晕、疲劳和虚弱。

科普知识三 ▶

一氧化碳中毒紧急处理措施

生活中会经常碰到一氧化碳中毒的情况，应及时采取相应的措施：

1. 使用煤炉取暖或液化石油气热水器洗澡时，若感到头晕、胸闷，尽快打开门窗。

2. 若发现他人中毒，用湿毛巾捂住口鼻，俯身入室，打开门窗，关掉煤气，迅速将患者带离现场，转移到空气新鲜处，解开衣领、腰带等，清除口、鼻分泌物，保持呼吸道畅通。将昏迷患者摆成侧卧位，避免呕吐物误吸。

3. 发现患者无心跳、呼吸时，立即拨打120急救电话，并进行胸外按压和人工呼吸。

4. 注意不要开关电器，切勿在室内使用电话或手机，切勿使用明火和打火机，切勿用火检漏。

（7）病原微生物　病原微生物对呼吸道疾病的传播有重要意义，如流行性感冒、SARS、麻疹、流行性腮腺炎、百日咳、白喉、猩红热及肺结核等，均可经空气传播。此外尘螨属节肢动物，普遍存在于人类居住和工作环境中，具有强烈的变态反应原性，可引起哮喘、荨麻疹、过敏性皮炎和过敏性鼻炎等。

科普知识四

如何判断自己是螨虫过敏

1. 皮肤逐渐变粗糙、暗淡、发黄、油腻，并有脱皮的现象。
2. 早晨起来用干纸巾轻擦鼻翼两侧或额头有油脂渗出。
3. 毛孔逐渐变粗变大，鼻部周围毛孔有黑头并不断增多，脸上痘痘、粉刺、痤疮、丘疹反复发作，皮肤敏感。
4. 前胸或后背出现红色小疙瘩，瘙痒，有鸡皮、毛囊炎、毛囊角化、皮肤炎病等皮肤病。
5. 出现脱皮、断发、头发分叉、头皮屑增多等现象。
6. 在夜间面部有瘙痒感，睡觉前后身体各处出现瘙痒等各种不适症状。

如果你有以上症状中的 2 个以上，那么你螨虫过敏的可能性非常大。不过，为了确保判断的准确，你还是必须去医院做过敏原检测，它的结果是最为准确的。

生活中如何预防尘螨

1. 经常打开门窗，使室内通风透光，降低房间的湿度，从大环境上抑制尘螨的滋生。
2. 经常清洗和暴晒床上用品等。清洗可以清除部分尘螨，还能把床上用品中的皮屑（尘螨的食物）清洗掉，从而控制尘螨数量。阳光暴晒虽然只能杀死小部分尘螨，但却可以使床上用品保持干燥，从而抑制尘螨的生长繁殖。
3. 尽量不要在室内养宠物和种花草，它们容易滋生尘螨。
4. 尽量清除灰尘。
5. 棉麻织物是尘螨数量最多的地方，所以我们应该尽量减少或完全不用

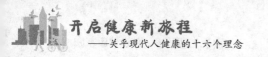

此类物品，比如说地毯、毛绒玩具、布艺窗帘和布艺沙发等，布艺窗帘可用易清洁的百叶窗来代替，布艺沙发则可以用皮质或木质沙发代替。

三、如何营造健康生活环境

（一）实行垃圾分类

众所周知，中国是一个垃圾生产大国。早在 2004 年中国就已经超越美国，成为世界第一垃圾制造大国。中国目前全国生活垃圾年产量为 4 亿吨左右。

2019 年 6 月，习近平总书记对垃圾分类工作做出重要指示，强调"实行垃圾分类，关系广大人民群众生活环境，关系节约使用资源，也是社会文明水平的一个重要体现"。目前已经有包括北京、上海、广州、深圳在内的 46 个城市先行试点了垃圾分类。

实行垃圾分类的形式各大城市有所不同。深圳不分干湿垃圾，生活垃圾按可回收物、厨余垃圾、有害垃圾和其他垃圾四类进行分类。其中，可回收物指适宜回收和资源利用的废弃物，包括废弃的玻璃、金属、塑料、纸类、织物、家具、电器电子产品和年花年桔等；厨余垃圾指家庭、个人产生的易腐性垃圾，包括剩菜、剩饭、菜叶、果皮、蛋壳、茶渣、汤渣、骨头、废弃食物以及厨房下角料等；有害垃圾指对人体健康或者自然环境造成直接或者潜在危害且应当专门处理的废弃物，包括废电池、废荧光灯管等；其他垃圾指除以上三类垃圾之外的其他生活垃圾，比如纸尿裤、尘土、烟头、一次性快餐盒、破损花盆及碗碟、墙纸等。

根据《深圳家庭生活垃圾分类投放指引》，投放有害垃圾时，破损电池应用透明袋封装后投入到有害垃圾废电池收集容器中，而各类灯管则应保持完整、清洁、干燥，防止破损，破碎的灯管应用纸张包裹并用胶带缠好，投入其他垃圾收集容器中，而不是投入有害垃圾桶中。厨余垃圾用袋装的，应拆袋投放后把塑料袋单独投放到其他垃圾收集容器。也就是说，装厨余垃圾的塑料袋属于其他垃圾。

（二）注重家庭用水安全

目前家庭主要面临三大用水问题：①水中含有的泥沙、铁锈，以及悬浮颗粒物会损害家庭涉水设备，同时也会对人体健康造成危害。②长期饮用硬度过高的水会引起结石和血管硬化；硬水还会对人体的皮肤造成伤害。③自来水中余氯、水中滋生的病毒和细菌、三氯甲烷和亚硝酸盐致癌物、农药、重金属污染等也会侵蚀人体健康，饮用有机化合物超标的自来水易导致慢性疾病，严重时可能致癌、致畸、致突变。

所以家庭健康用水一定要做好三级保障：①家庭健康用水一级保障是前置过滤器和中央净水器。安装前置过滤器是对全屋用水进行第一道粗过滤。其一般安装在入户水表后面，通过不锈钢过滤网滤除水中泥沙、铁锈和大颗粒杂质，可以稳定水压，保护后面的涉水设备。中央净水器接在前置过滤器后，主要通过KDF滤芯和活性炭吸附作用，对水质进行净化，去除水中重金属、有机化合物、三氯甲烷，以及氯气和异味，改善水的口感，满足家庭做饭、洗菜等用水需求。②家庭健康用水二级保障是家用软水机。家用软水机可以通过天然树脂有效置换出水中的钙、镁离子，不仅能保护家人健康，使家里光洁柔亮，没有水垢，让衣物更洁净柔软，让皮肤光滑水嫩，头发柔顺如丝；而且还能节省能源，特别是北方使用燃气、壁挂炉自供暖的家庭，使用软水既节省能源，又能延长壁挂炉、热水器等涉水设备的使用寿命。③家庭健康用水三级保障是家用直饮机。净水和软水不等于直饮水，经过净化和软化的水只是去除了水中的杂质、异味、重金属和钙、镁离子，对于水中滋生的致病菌等还不能有效去除。所以，安装净水机和软水机只是使家庭用水达到了生活使用标准，如要想达到直接饮用水标准，就要安装一个直饮机。直饮机安装在用水终端，经过五级过滤处理可以去除水中杂质、细菌、病毒等有害物质，同时保留水中营养物质，达到直接饮用的标准。

（三）重视室内空气质量

传统改善室内空气质量的方法主要有以下几种。

1. 室内盆栽

现在很多人会选择在室内种植具有观赏性的盆栽植物，不仅让生活更具雅趣，还能进行光合作用，吸收空气中的二氧化碳和各种有害气体，释放出氧气。而且大家购买盆栽时也会考虑植物的功能性，大多会购买具有吸尘能力的植物，如龟背竹、薄荷、君子兰等，此类植物一般叶片粗糙，表面有毛，可以有效地吸附空气中的尘埃。但盆栽对于各类有害物质的吸收能力较弱，而且光照强度发生变化时，植物发挥的作用也会受到很大影响，因此不能作为改善室内空气的主力。

2. 开窗通风

开窗通风是改善室内空气质量最快的方法，但也要视天气情况而定。在春、秋、冬等雾霾多发季节，可以选择天气较好的时间段开窗通风。一般下午1~4点阳光较好，大气扩散也比较快，此时空气中污染物浓度较低，开窗通风半小时以上就能够有效改善室内空气质量。

需要注意的是，雨雪天气前后空气潮湿，风力与风速较小，不利于污染物扩散，反而会加重空气污染，因此阴天或刚下完雨最好不要开窗通风。大风天气会扬起尘埃，使室内空气变差，最好也不要开窗通风。

3. 空气净化器

说到室内空气净化很多人第一反应就是空气净化器。空气净化器是专门用来治理室内空气污染的，尘埃、PM2.5等经过空气净化器内层滤网，大部分会被吸附。不同厂家的空气净化技术各有千秋，有的还会增加很多附加功能，比如加湿、增氧、负离子等。空气净化器为大家治理室内环境做出了很大贡献。

（四）除"四害"，讲卫生

除"四害"，讲卫生是爱国卫生运动的一项重要内容。

灭蚊方法及注意事项：用良好的下水道系统排除日常生活废水，清除蚊子孳生场所是灭蚊的根本方法。将花圃、楼道中闲置不用的缸、坛等翻转倒放，补洞填坑、清除杂草等方法预防蚊幼虫生长，也可用杀虫剂喷杀等方法消灭成蚊。

灭蝇方法及注意事项：可用杀虫气雾剂或喷雾剂进行空间喷洒；也可用杀虫剂涂抹、粉刷苍蝇经常停留的物体表面；或将粘蝇纸放在苍蝇密度较高的地方。

灭蟑方法及注意事项：蟑螂往往由盛装食品的纸箱或行李被带入室内，应在搬迁前仔细检查，或用杀虫剂进行喷洒；蟑螂喜欢在墙壁、地板、门框等孔洞中生存，可以用油灰、水泥或其他材料对这些缝隙和孔洞加以封闭，再用烫杀、粘捕等方法灭蟑螂，同时经常清除垃圾和杂物，清除桌面、菜柜上的污物，保持室内整洁。

灭鼠方法及注意事项：可用鼠夹、鼠笼等方法或用药物灭鼠，将各种鼠药作成毒饵消灭老鼠；通过改良环境，破坏鼠类生存环境，使其不能顺利生存、繁衍。

（五）注重住宅绿化建设

住宅小区绿化是城市绿化的重要组成部分，它对提高居民生活环境质量，增进居民的身心健康至关重要。住宅小区的绿化水平，是体现城市现代化的一个重要标志。随着城市现代化进程的加快，住宅小区的绿化水平也应相应提高，以更好地满足人们对环境质量的要求。住宅小区绿化设计要求有以下几点。

1. 住宅小区绿地中设置适度的游憩空间

住宅小区绿地中需要有一定的游憩空间，为居民尤其是老人和儿童设置一定的活动面积，有居民散步游览的道路，可活动的铺装场地、游戏场和简易安全的活动设施，适当安排不同年龄和不同文化层次居民的服务活动。

2. 植物布置结合赏景功能

住宅小区绿地的植物配置应根据居住环境的功能要求，按乔木、灌木、地被、草坪等的生态习性合理配置，要考虑植物之间组合平、立面的构图、色彩、季相和形态，并注意意境，要与住宅建筑、道路、建筑小品等有机结合，相得益彰。

3. 发展垂直绿化

充分利用有限的绿地面积和空间进行垂直绿化，在可能条件下进行屋顶绿化，增加绿化的空间层次和绿色量，有利于改善和提高居住小区的气候环境。

（六）远离家用电磁辐射

如今许多人都会忽视电磁辐射对于人体的影响，许多人喜欢睡觉时把手机放在床头充电，上网时把笔记本放到腿上，这些行为都会给人体带来电磁辐射伤害。辐射电磁波对细胞癌化有促进作用，可使钙离子激烈流失、异常妊娠、异常生产，以及导致高血压心脏病、电磁波过敏症等。

减少家庭生活中的电磁辐射，建议做到以下几点。

1. 挑选正规厂家的名牌家电产品。一般大品牌家电的辐射量都经过国家有关部门的严格检测，可保证安全。

2. 使用各种电器应保持一定的安全距离。孕妇要远离微波炉、电脑至少1米以外，电视与人的距离应在4~5米，灯管与人的距离应在2~3米。不使用的电器，一定要关上电源。带有辐射的部分一般为马达、电线圈、电风扇等，这些部分都要与人保持60厘米以上的距离。

3. 不要把家用电器摆放得过于集中。特别是电视机、电脑、冰箱等更不宜集中摆放在孕妇卧室里；使用吹风机时不要将吹风机紧贴头皮；不要站在空调的风口，在空调打开后，要保持安全距离。

4. 缩短使用电器时间。各种家用电器都应避免长时间操作和同时启用，孕妇接听手机时不要将手机挂在胸前；天冷时尽量不要使用电热毯，准妈妈盖电热毯尤其容易造成畸形儿；灯泡的电磁波比日光灯低，建议少用日光灯。

5. 有条件的孕妇可在工作时穿防辐射服装，工作完毕，洗澡换衣服；使用电脑、电视防辐射屏等。

6. 微波炉、电磁炉是家庭中电磁辐射集中的电器，因此孕妇应尽量避免使用。冰箱的线圈和马达都在冰箱后方，所以开冰箱门拿东西时，不要时间太长，并保持安全距离。

7. 普通电线也存在辐射，现代家庭中一般的固定电线都是"暗线"，问题还不大，但是如果在床边或最常活动的地方安置十分密集的接线板或插头，就可能会产生辐射。因此，在床头要少安装电器或插头为宜。

（七）注重居家卫生习惯

要发动群众开展环境卫生专项整治，教育引导群众养成良好卫生习惯，提倡文明健康、绿色环保的生活方式。

1. 在厨房要设立生食区和熟食区

厨房中各式物品较多，而厨房中物品的摆放对家庭卫生极为重要。有的人买菜回来把菜篮往饭桌上一放。拣菜、吃饭都在同一桌上进行，这并不卫生。建议厨房分生食区和熟食区，生熟分开放置。

2. 抹布要生熟分开，还要及时更换

不要一块抹布既擦灶台，又擦锅、盆及碗筷，很容易引起污染。建议厨房中的抹布按需求分开使用，"专布"专用，用完后用洗洁精洗净晾干。一般2周更换一次，夏天气温高，1周就需要换新的了。厨房餐巾纸，可以随用随扔，更加卫生。

3. 切菜板和刀要生熟分开

切菜板和刀是最容易藏污纳垢的地方。每次使用后，菜板都应认真刮净、清洗，木质菜板还应在日光下晾晒消毒。切过生鱼、肉、禽的刀最好用开水烫一下，以避免寄生虫的污染。熟食菜板和刀在切熟菜前，必须用沸水消毒后才能使用。还可有一把专门用于切水果的水果刀，使用前建议沸水消毒。

4. 碗、盆、筷子、汤匙也要生熟分开

吃饭的碗专门用于吃饭，盛菜的盆专门用于盛菜，用于放生食的碗专门用于放生食。用于拌生食的筷子、汤匙不要再用于吃饭了。一定要分开，防止污染。

5. 要注意厨房的通风干燥

霉菌对人体的危害众所周知，因此要注意厨房的通风干燥。室温25～

35℃，相对湿度在 70%左右是霉菌生长繁殖的最佳条件，因此夏天要特别注意防止霉菌污染。

6. 冰箱不是"保险箱"

许多人觉得食物放进冰箱就万事大吉了，不会变质。其实受过细菌污染的食品放入冰箱后，低温并不能把细菌冻死，只是抑制其繁殖，细菌仍然活着，取出后在室温下会很快繁殖。科学的储存方法是，生熟食品在冰箱里要分架存放，熟食放在上层，生食放在下层。蔬菜等生食要洗净或装入塑料袋扎紧后放进冰箱，防止交叉污染。冰箱内保存熟食最好用带盖的盒，或扣上个盘子或碗，使其密封。完整的水果也要放入塑料袋扎紧密封后保存，如剩下最好置于容器内保存或加保鲜膜。

爱是健康的加油站

陈淑妮

深圳大学管理学院教授、硕士研究生导师，深圳大学人力资源研究所所长，深圳大学研究生部党委副书记，中国管理科学研究院特约研究员，广东省企业社会责任研究会副会长，深圳市第五届政协委员。

健康不只是不生病，更包含了身体健康、心理健康和社会适应良好三个方面，正如世界卫生组织（WHO）成立时在它的宪章中所提到的健康概念："健康乃是一种在身体上，心理上和社会上的完满状态，而不仅仅是没有疾病和虚弱的状态。"爱作为一种对于某种特定的人和事发自内心的真挚情感表达，体现为一种积极的情绪，带给人们持续的成就感、满足感、幸福感。对个体而言，爱伴随人一生的成长和发展，爱是孩子健康成长的加油站，爱是个人职业发展的加油站，爱是幸福婚姻的加油站，爱为人们的健康保驾护航。对国家而言，爱是"健康中国"的加油站。党的十九大做出"实施健康中国战略"的重大决策，强调人民健康是民族昌盛和国家富强的重要标志，这充分彰显党中央以民为本，执政为民的决心和责任。2020年初我们在建设"健康中国"的过程中迎来抗击新冠病毒疫情的严峻考验。在这场全民抗击疫情的阻击战中，我们看到最多、听到最多、感受到最多的就是爱的力量：党和政府对人民的责任与关爱；医护人员对广大患者的守护与热爱；社区工作者、快递小哥、建筑工人等广大劳动者对社会的奉献与友爱，全国人民以及海外华人华侨对这个被疫情考验、被困难洗礼、承载全民健康的伟大国家的尊敬与挚爱。爱让我们团结一心，爱让我们充满力量，爱让我们无畏前行。

一、健康问题不容忽视

随着社会的发展，生产力水平的提高，人们越来越重视健康问题。平日里我们在互道祝福的时候最常说的就是"祝您身体健康"。的确，身体是革命的本钱，身体健康是工作顺利、生活幸福的基础，这已经成为人们的共识。按理来说，人们越重视健康问题，就应该越会注意预防和保健，就应该越少受到疾病的困扰，但实际情况却并非如此。现实生活中，由于受到环境变化、工作压力、人际关系、生活方式等多方面的因素影响，人们常常面临健康受损、疾病入侵等严峻问题。2019 年 7 月《柳叶刀》刊发了题为《1990—2017年中国及其各省的死亡率、发病率和危险因素：2017 年全球疾病负担研究的一个系统分析》的研究论文，该研究主要是由中国疾病预防控制中心与美国华盛顿大学健康测量及评价研究所合作完成，是一项关于中国人口健康的全面研究报告。该研究从 282 类致死原因中找出 2017 年中国人的十大死亡原因，分别是中风、缺血性心脏病、呼吸系统（气管、支气管、肺）癌症、慢性阻塞性肺病、肝癌、道路交通伤害、胃癌、阿尔茨海默症及其他痴呆症、新生儿疾病和高血压性心脏病。这些危及人们生命的病痛和风险一直存在，严重影响了人们的健康和安全。与此同时，更多人还深受亚健康的困扰。亚健康通常表现为一系列的躯体和心理特征，例如肩颈酸胀，腰酸背疼，头昏脑涨，手脚无力，容易疲劳等，这些症状具有反复性、持续性、难以确定病因等特点，这种疲劳感经过休息也不能明显缓解，因而容易导致人们工作、学习、社交或个人活动能力较以前有明显下降。

除了生理疾病和亚健康，威胁人们健康的还有心理疾病和心理问题。心理疾病不同于生理疾病，它是受内外环境的影响，大脑发生了失衡状态，间接或直接对人的性格、情绪、认知、行为等有不同程度的影响。临床心理疾病包括 10 大类，100 小类，400 余种疾病。有比较严重的，如精神分裂症、妄想障碍、偏执型精神障碍、双向情感障碍、癫痫所致精神障碍以及精神发育迟滞。也有比较轻的心理问题，如焦虑症、恐惧症、抑郁症等。

世界卫生组织估计，全球每年自杀未遂者达 1000 万人以上；造成功能残缺最大的前 10 位疾病中有 5 个属于精神障碍；推算中国神经精神疾病负担到2020 年将上升至疾病总负担的 1/4。在中国，保守估计，大概有 1.9 亿人在一生中需要接受专业的心理咨询或心理治疗。据调查，13 亿人口中有各种精神障碍和心理障碍者达 1600 多万，1.5 亿青少年人群中受情绪和压力困扰的青少年就有 3000 万。心理健康越来越成为人们重视和关注的健康问题。

传统观念认为，健康就是身体运转正常，没有疾病。在《辞海》中健康的概念是："人体各器官系统发育良好、功能正常、体质健壮、精力充沛并具有良好劳动效能的状态。通常用人体测量、体格检查和各种生理指标来衡量。"这种提法要比"健康就是没有病"要完善些，但仍然是把人作为生物有机体来对待。因为它虽然提出了"劳动效能"这一概念，但仍提及人的社会属性，未强调社会因素。在我看来，对于健康最合适的定义还是 1946 年世界卫生组织成立时在它的宪章中所提到的："健康乃是一种在身体上，心理上和社会上的完满状态，而不仅仅是没有疾病和虚弱的状态。"这一定义，把人的健康从生物学的意义扩展到精神和社会关系层面，包括生理、心理和社会适应性三个方面，使人们对于健康有了更全面、更深入的认识和理解，而这一定义也逐渐被现代社会所接受和认可。

现代健康的含义是多元的、广泛的，包括生理、心理和社会适应性三个方面，这三者又是密不可分，有机相连的。

首先，身体健康是心理健康的物质基础，身体状况的改变可能带来相应的心理问题，生理上的缺陷、疾病，特别是痼疾，往往会使人产生烦恼、焦躁、忧虑、抑郁等不良情绪，导致各种不正常的心理状态。其次，心理健康是身体健康的精神支柱。良好的情绪状态可以使生理功能处于最佳状态，反之则会降低或破坏某种功能而引起疾病。社会适应性取决于生理和心理状况，通常一个具有良好的身体素质和心理素质的人也会具有良好的社会适应能力。

二、爱是个人健康的加油站

影响和促进健康的因素有很多，爱无疑是其中非常重要的一方面，无论从生理、心理还是社会适应的角度看，爱都能够有效促进健康意识和水平的提高。那么爱是什么呢？我曾经在课上请学生用"爱是什么"造句，他们给出了许多有趣的答案：爱是彼此的守护；爱是互赠真心；爱是并肩前行；爱是澎湃的心跳；爱是旗鼓相当的欣赏；爱是勇气、责任和担当……学生们的回答，呈现了爱的丰富内涵，也从不同维度呈现了爱的特质。《新华字典》对"爱"的解释是：对人或事物有深挚的感情。从这个定义出发，我们至少有以下四点发现。

一是爱的对象可以是人，而且由人的不同，爱又可以细分为父母之爱、子女之爱、伴侣之爱、朋友之爱等；二是爱的对象可以是事物，抽象的事物，比如爱国家，爱社会，爱人类，也可以是具体的事物，比如爱唱歌、爱写作、爱运动，等等。三是无论是爱人或者爱事，人们都必须有为之投入的，发自内心的，深切而真挚的情感。这种情感可能是热烈澎湃的，也可能是安静祥和的，但它都会让人发自内心地感受到愉悦、幸福和成就感。爱与个体积极的情绪和力量紧密相连，对个体的身体健康、心理健康和社会适应都有积极的推动作用。四是相比喜欢，爱更具有稳定、持久的特征，包含道德、承诺和责任。美国著名的发展心理学家和精神分析学家爱利克·埃里克森提出人格的社会心理发展理论，把自我意识的形成和发展过程划分为八个阶段，这八个阶段是由遗传决定的，每一阶段有其特殊社会心理任务，并认为每一阶段都有一个特殊矛盾，矛盾的顺利解决是人格健康发展的前提，他认为人的自我意识发展持续一生，任何年龄段的教育失误，都会给一个人的终生发展造成障碍。这八个阶段分别是：①婴儿期（0~2岁），基本信任和不信任的心理冲突。②儿童期（2~4岁），自主与害羞和怀疑的冲突。③学龄初期（4~7岁），主动对内疚的冲突。④学龄期（7~12岁），勤奋对自卑的冲突。⑤青春期（12~18岁），自我同一性和角色混乱的冲突。⑥成年早期（18~25岁），亲密对孤独的冲突。⑦成年期（25~50岁），生育对自我专注的冲突。⑧成熟期（50岁以上），自我调整与绝望期的冲突。从埃里克森的人生八阶段理论，我们看到每个阶段都有每个阶段的危机和任务，而健康的成长也就意味着人们要完成好每个阶段的发展任务，克服每个阶段的主要矛盾和成长危机，爱在这一过程中发挥十分重要的作用，可以说爱帮助人们克服每一个阶段的障碍和阻碍，从而能够健康地成长。亲子之爱、朋友之爱、伴侣之爱、家庭之爱、社会之爱、国家之爱，每一种爱都好像是人生特定时期的加油站，给人们提供前进的勇气和奋斗的动力。

（一）爱是孩子健康成长的加油站

每个人从呱呱坠地那一刻开始首先获得的就是父母之爱，在成长的不同阶段，孩子需要父母的爱的方式也是不同的。如何更好地爱孩子，更好地陪伴孩子健康成长，是所有父母都关心和关注的问题，可以说做好这一点非常不容易，她需要父母有爱的意识，学习爱的知识，了解爱的方法。我们可以结合埃里克森的发展阶段论对这一问题进行说明。

0~2岁，属于婴儿期，是孩子身体发育、动作发展、依恋、口头语言产生和发展的关键期。父母要把婴幼儿的健康、安全及动作发展放在首位，给予孩子足够的食物、温暖、爱抚与拥抱，与孩子建立安全型依恋关系；多与孩子进行语言交流，培养孩子主动沟通，乐于沟通的个性特征。

2~3岁，孩子学会了走路，也学会用简单的语句、词汇表达自己的思想，对外部世界非常好奇，喜欢和人交流玩耍，出现了亲社会行为、移情能力。这时候父母要转变观念，适当放手，创造环境帮助和指导孩子进行安全、适度地探索，当孩子乱发脾气时，采用讲道理、转移注意和冷处理的方法，不宜一味溺爱或训斥；这一时期可以与孩子一同参与早期阅读，培养孩子的移情能力。

3~6岁的孩子处于自我意识发展重要阶段，对环境提出主动要求，通过游戏参与社会生活，这一时期也是孩子进行学习语音、语法学习的最佳时期。父母此时要做好孩子的启蒙老师和玩伴，一方面要定规矩，塑性格，以身作则，培养其自理能力和良好的生活行为习惯，增强孩子用语言表达诉求、解决问题的能力，注重安全意识的培养，适当让孩子自行承担行为后果。另一方面要保护和满足幼儿的好奇心和求知欲，组织多种形式的游戏，开阔视野；鼓励孩子与同伴交往，学会分享和关爱。

6~12岁是孩子的学龄期，孩子处于小学阶段，学习成为主要活动，自我评价能力进一步发展，社交重心转向，重视同伴交往、师生关系，逐步形成道德规范，懂得了自律和道德评价。这一时期父母的重要任务是帮助孩子获得勤奋感，克服自卑感。因此父母要扮演好教育者、监督者、陪伴者的角色，帮助和指导孩子形成正确的能力观，不要把成绩看成衡量孩子成功与否的唯一的标准；以身作则，创造良好的家庭学习氛围；与孩子共同寻找合适的学习方法；适度而客观地表扬和称赞；带领孩子多参加社会实践和户外活动，增长孩子的阅历和见识，扩大孩子的知识面，培养孩子广泛的兴趣爱好。

12~18岁孩子进入青春期，身心迅速发展，逐步确定自我，形成定型性格。这时候情绪、情感出现两极化、敏感性，关注重心又一次转向"自我"，探索自己的内心世界、追求自我和人格的独立，进入"反叛期"，这一时期也是孩子人生观、价值观形成的重要时期。这一时期父母要做好孩子的人生导师和知心朋友，指导孩子学会与异性交往，不要过分敏感；尊重孩子的权益，不强行规定孩子的学科兴趣、业余爱好；改"要求与命令"成"商量"；关注孩子的兴趣所在，尽可能与其共同欣赏，再引导他的兴趣；让孩子"参与"家中大事，让他分忧和分责；教他学会控制和调节情绪的方法；培养孩子的挫折忍耐力；引导孩子树立人生理想、规划未来发展。

以上通过孩子成长的不同阶段，对父母所扮演的角色和教育任务进行了说明。一个懂爱会爱的父母无疑会为孩子的健康成长打下坚实的基础，也为孩子的未来提供了无限的可能。

（二）爱是职业健康发展的加油站

职业在人的一生中占据非常重要的位置。从时间上来说，一个人从当学生开始，就是在为走上职业道路学习知识、提升本领、积累经验，而之后的职业活动几乎贯穿了人一生最富活力、最有创造力的年龄阶段；从生活角色上来说，每个人都需要在不同时期担任一定的职位，扮演职场的角色，担负相应的职责，职业角色是每个人生命中不可或缺的角色；从个人成长来说，职业不但为人们提供了安身立命的经济基础，更成为实现人生价值，成就美好生活的重要途径。因此有人认为，热爱职业，同等于热爱生命。但是在现实生活中，我们也看到，很多人深受职业问题的困扰：不喜欢自己的职业，无法承担工作的压力，对职业发展感到迷茫，无法平衡工作、生活的关系等，这些困扰如果得不到有效改善和解决，就会极大地危害人们的健康。过劳死、职业倦怠、职场焦虑这些词频频见诸新闻报端，因职业而产生的心理健康问题不容忽视，以致人们一边高喊"干一行爱一行"，一边在感慨"想说爱你不容易"。那么作为职场人的我们该如何爱自己的职业，让爱成为职业发展的加油站呢？

一是要充分了解自己的特质，选择适合自己的职业。哲学家说，这个世界最难了解的就是"人"，而我想说人这辈子，最难了解的就是自己。人们是在不断的学习实践中成长发展的，也是在不断的学习和实践中获得较为清晰的自我概念的。人们如果了解自己的兴趣、能力、性格、价值观就可以按照自己的特点寻找适合的职业岗位。毕竟职业是千姿百态的，不同的职业岗位对人的素质能力要求不同。我是研究人力资源管理的，从专业角度看，每个人都是人力资源，没有不好用的工作者，只有用错了地方的人，因此人尽其用就是人力资源部门非常重要的职责。那么我们每个人，是不是首先应该做好自己的职业管理师，主动对自己的职业特质进行了解和探索呢？例如同样是学管理专业的两个新人，一个热情开朗，善于合作，乐于沟通，组织能力强，另一个理性安静，喜欢独立处理工作，对数据理论的工作有兴趣，那么在寻找工作岗位时就可以充分考虑自己的特质。前者在行政、宣传、销售等岗位可能更容易发挥优势，后者做研发创新或行政管理的岗位可能更能持久。

二是要了解职业变化，保持动态适应。现代社会发展迅速，职业的发展也是如此，计划经济年代，人们有可能一辈子只干一份工作，现代社会职业转换成为了常态。在学校学习的知识技能，刚入职场就发现已经不够用了，在职学习、终身学习已经成为常态。一个人如果想要在职场保持可持续发展，就必须有与时俱进，不断奋斗的状态和决心。三十年前报考师范专业还是冷门，国家还要给予降分、补贴等政策吸引高中毕业生报考，如今中小学老师已经成为很多人热衷的职业，看看这几年深圳中小学老师的招聘，很多应聘者都是国内外名校的硕士、博士，竞争之激烈可见一斑。之所以会有这样的变化，一方面和国家经济发展，国力提升，受大学教育的学生数量显著增加有关，也和人们越来越重视基础教育，中小学老师的待遇、福利和社会地位显著提升有关。再例如此次疫情对中国的互联网教育模式产生了深刻影响，学生和家长越来越习惯线上教育模式，许多教育机构看到隐藏其中的巨大商机。所以真正的热爱，不仅要做好当下，还要着眼变化，并为未来做好准备。

三是要学会决策和自我管理。在职业发展的过程中，会遇到各种各样的决策问题。从入职选什么样的工作，到晋升选什么样的路径，到时机成熟时是否要创业，到生了孩子是辞职回家还是继续工作，可以说当人们进入职场，与职业相关的决策就成了经常需要面对的问题。如何更好地做出决策，让自己的选择符合自己的长远目标。我想首先要明确自己是否真的掌握决策权，比如领导让你加班，你能选择说不嘛？如果不能，这就不是一个决策问题，而是一个适应问题，你可以选择是快乐的答应，还是委屈的答应。其次，要探寻个人观点。对于一个左右为难、举棋不定的问题，要认真地问问自己内心真实的想法和倾向是什么？假如去问自己最信服的人，他们会怎么说，自己又会怎么看？这些问题都可以帮助我们探寻自己的想法。决策最好要跨过选项看目标。我经常被问到要不要在职读学历的问题，我的很多学生朋友工作一段时间后，就回来问我要不要继续读个硕士或者博士，我通常都会问他们，你希望你十年以后的职业发展是什么样的？通过聚焦长远目标，我们比较容易做出符合自己未来发展的职业选择。

（三）爱是健康婚姻的加油站

在职业之外，与人们健康息息相关的是家庭生活。在若干家庭关系中，婚姻关系无疑又是其中最重要的一个。良好的婚姻关系对人们健康大有裨益。尽管现在离婚率很高，对婚姻不忠或不满的现象时有发生，但幸福的婚姻依旧是可以期待并努力争取的。2012 年发表在《人格与社会心理学杂志》上的一项研究显示，40% 的婚龄在 10 年以上的已婚者称自己还在"浓烈的爱情"之中。婚龄在 30 年以上的夫妇中，40% 的女性和 35% 的男性称自己还在享受"浓烈的爱情"。心理学研究者指出，"想要知道如何保持长久的浪漫爱情关键在于要科学地认识它。我们的大脑会将长久的充满激情的爱情作为获得奖励为目标导向的行为。奖励包括压力和焦虑降低、安全感、平静的状态以及同另一个人成为同伴，等等"。我和先生结婚已经 40 多年了，尽管生活中经历了各种生活事件，但是我们依然觉得我们的婚姻是幸福的。我也想谈谈如何爱，才能更幸福。

一是要学会让爱保鲜。无趣是保持持久浪漫感情的一大障碍，成功的夫妇会找到保持新鲜感的方式。心理学研究表明，爱得最强烈的夫妻，不仅能感受到对方身体上和情感上的吸引力，而且还喜欢一起参与新鲜的或具有挑战性的活动。心理学家指出，新鲜的能激发兴趣的活动可以唤起情侣的爱慕之心，燃起一如当初的火花。

二是要给彼此空间。婚姻让人找到了共同生活的伴侣，人们倾向于在婚姻中寻找安全感和稳定性，但是随着时间的推移，只是为了满足彼此需要而存在的婚姻会慢慢失去激情。因此，如果夫妻可以保持自己的独立性，让对方看到自己在熟悉的领域活跃着，就可以始终保持一种新鲜的视角去看待对方。心理学家建议："如果你想继续保留激情的火花，那么就给你的伴侣留出空间，让他去做自己擅长的事情。当他展现出自信时，要趁此机会好好欣赏他。"

三是要为婚姻注入生活热情。心理学家发现，对生活的热情有助于保持一生的浪漫爱情。2012年斯托尼布鲁克大学的一项研究发现，那些对生活投注热情的人在爱情中也更容易获得成功。我和先生都已经退休了，退休后的生活有很多空闲的时间，我们会一起做饭，收拾花园，一起安排旅行，只要充满生活热情，每件小事都可以蕴含无限乐趣。

四是要在婚姻关系中寻求自我实现。过去，很多人通过婚姻寻找安全感和保障，但是现在更多的人步入婚姻是要寻找自我实现和个人价值的体现。这样的婚姻对双方来说满意度更强，但这样的婚姻也要求每个人都对感情投入更多的时间和精力。和过去将婚姻作为满足生存需求不同，我们现在讲婚姻是自我实现的一个途径。只要双方都愿意并且能够投入足够的精力和时间，就能收获持久的浪漫爱情。

三、爱是健康中国的加油站

党的十九大做出"实施健康中国战略"的重大决策，强调人民健康是民族昌盛和国家富强的重要标志。要完善国民健康政策，为人民群众提供全方位、全周期健康服务，把维护人民健康提升到国家战略高度。党的十九届四中全会进一步强调要提高人民健康水平的制度保障，坚持关注生命周期、健康全过程，完善国民健康政策，让广大人民群众享有公平可及、系统连续的健康服务，更加彰显了中国共产党执政为民，坚持以人民为中心的初心与使命。2020年初我们迎来了健康中国建设过程中的一场严峻考验——抗击新冠病毒。在这场抗击疫情的全民斗争中，全国人民在党中央的坚强领导下，众志成城，全力抗疫，取得了抗击疫情的全面胜利。在这一过程中，医护工作者、公务员、志愿者、物流工作者、海外华人都空前团结，奉献爱心，传递温情。有网友说：通过这次抗击疫情，我更爱国了。在这次疫情中，我们看到党和政府对于人民健康的负责与担当。自疫情发生以来，党中央始终把人民群众生命安全和身体健康放在第一位，把疫情防控工作作为当前最重要的工作来抓，加强对疫情防控工作的全面部署，凝聚起众志成城抗击疫情的磅礴力量，为我们坚决打赢疫情防控阻击战提供了根本的政治保证。在这次疫情中，我们看到医护工作者的使命与担当，这既是对党的忠诚，也是对生命的敬畏与热爱。数万名医护工作者在新年团聚之时，临危受命，整装出发，奔赴一线，目的只有一个，救人民于水火，护生命以安全。这么短的时间调集这么多的医护人员上战场，本就不易，当看到一批又一批的逆行者持续踏上征程，真的让人热泪盈眶。在这次疫情中我们看到普通工作者的爱与担当。无论是快递小哥，还是社区志愿者；无论是清洁工，还是服务员，这些平凡的普通人，在疫情中体现了不平凡的精神和力量，正是成千上万的普通劳动者用最朴实的爱和行动为战胜疫情做出了重要的贡献。在这次疫情中，我们看到全国人民的爱与团结。十几亿人口的中国在几个月的疫情期达成了深刻的共识。政府居家的号令成为每个人自觉遵守的准则，很多人说，这个时候安心待在家里就是爱国，就是为抗击疫情做一份贡献。老百姓把自己的行动和国家的安危紧密地联系在一起，国家爱我，我爱国家，这样深刻的互信互爱让人印象深刻。在这次疫情中，我们也看到中国与国际社会共筑人类卫生健康共同体的努力与决心。面对来势汹汹的疫情，中国政府倡议打造"人类卫生健康共同体"，表达了中国愿与世界各国携手抗疫的立场和守望相助，患难与共的真诚愿望，也彰显了负责任的大国的担当和作为。在这次疫情中，我们看到健康中国的战略得到进一步推进和深化。习近平总书记的重要讲话多次直面我国公共卫生领域法治建设、应急管理等方面暴露出的问题和不足，也为我们战胜疫情、打赢防控阻击战提供了理论指导和行动指南。可以说，这次疫情深化了全民对健康中国战略的深刻认识，也为加快实施健康中国战略提供了理论基础和实践指南。

科技赋能，健康更能

徐华锋

中国保健协会副理事长兼秘书长，中国社科院食品药品产业发展与监管研究中心副主任，兰州大学营养与健康研究中心兼职研究员、校外硕士生导师。

科技是人类进步的阶梯，健康是人类的追求。科学技术的进步为人类带来了健康和幸福。

一、科技是第一生产力，健康科技乃当今创新最热点

人类社会的飞跃来自科技发展。人类两三百年间，完成了数次工业革命，第一次工业革命使人类进入机械化时代，第二次工业革命使人类进入电气化时代，第三次工业革命使人类进入信息化时代。人类即将进入智能化时代，这将极大改变人类的生活和生产方式。科学技术的每一次发展都给人类生活带来了翻天覆地的变化，小到人民的基本生活水平，大到国家经济和社会的发展，甚至社会形态。

2018年9月17日，习近平总书记在世界公众科学素质促进大会上的讲话中指出，科学技术是第一生产力，创新是引领发展的第一动力。当前，全球新一轮科技革命兴起，正在深刻影响世界发展格局，改变人类生产生活方式。加强科技产业界和社会各界的协同创新，促进各国开放合作，是让科技发展为人类社会进步发挥更大作用的重要途径。中国积极同世界各国开展科普交流，分享增强人民科学素质的经验做法，以推动共享发展成果，共建繁荣世界。

纵观当今世界，各种新技术、新知识层出

不穷，和其他产业相比，包含医学的生命科学已成为当今世界上发展最迅速、创新最活跃、影响最深远的科技创新领域之一，已形成新一轮科技革命的引领性力量。健康科技的创新力，从 SCI 因子的排名中可窥一斑。2018 年世界各大期刊影响因子排名前 10 名的期刊中，有 9 个与健康科技直接相关，都属于生物医药类或与生物医药相关。

如今，众多国家在新一轮科技发展战略布局中，继续把卫生与健康科技创新作为重点优先领域，卫生与健康科技创新水平已成为衡量一个国家科技创新水平的重要标志，成为当前世界科技竞争的主战场。

（一）科技发展为人类带来了前所未有的福祉

科技发展与人类的健康息息相关，医学科技创新的成果为人类带来了前所未有的福祉，如青霉素的诞生。

19 世纪到 20 世纪初，霍乱、疟疾、肺炎、肺结核、鼠疫等疾病是人类面临的最大威胁。那时候的人只要得了这些疾病，就像接到了死神通知书，只能慢慢地等待着生命的结束。直到 1928 年英国人弗莱明（A. Fleming）在培养葡萄球菌的平板培养皿中发现，在污染的青霉菌周围没有葡萄球菌生长，形成一个无菌圈，后来人们称这种现象为抑菌圈。他认为这是由于青霉菌分泌一种能够杀死葡萄球菌或阻止葡萄球菌生长的物质所致，他把这种物质称为青霉素。但是，弗莱明的这一重要发现在当时并没有引起太多人的关注。直到 1940 年，英国病理学家佛罗理（H. W. Flory）和德国生物化学家钱恩（E. B. Chian）通过大量实验证明青霉素可以治疗细菌感染，并建立了从青霉菌培养液中提取青霉素的方法。随后医生第一次用青霉素成功救治了一位败血症危重病人。由此青霉素成为家喻户晓的救命药，当时的价格比黄金还要贵。青霉素的出现挽救了数以千万计的生命，使人类与疾病的斗争进入了一个全新的时代，为增进人类的健康做出了巨大贡献。为此，三人共同获得了1945 年的诺贝尔生理学或医学奖。

再讲一个疫苗的故事。疫苗的发明在人类历史长河里也具有里程碑意义，它的出现是科学技术发展的结晶。在疫苗出现之前，人类在与疾病的斗争中始终处于被动局面，受技术条件的限制，人类既无法预知疾病，也无法防止疾病。疫苗诞生后，这种被动局面才得以打破。疫苗是将病原微生物（如细菌、立克次体、病毒等）及其代谢产物，经过人工减毒、灭活或利用基因工程等方法制成的用于预防传染病的免疫制剂。疫苗的出现不仅挽救了数以亿计的生命，更重要的是开启了预防疾病的新思路。

疫苗的发现要从天花病毒说起，天花病毒第一次被记载是在公元前 1350

年的古埃及，天花病毒传染性极强，致死率达 30%~40%。早在唐、宋时期（大约公元 10 世纪），我国就有采用"种痘"方法预防天花的记载。当时，有痘衣法、痘浆法、旱苗法、水苗法 4 种。把天花病人或涂有天花疤浆的衣服给小孩穿，称为痘衣法；用棉花蘸天花患儿的新鲜痘浆，塞入被接种对象的鼻孔，称为痘浆法；把痂皮烘干、研成粉末吹入鼻子，称为旱苗法；把痘痂研为粉末，裹所调痘苗，捏成枣核样，塞入鼻孔内，称为水苗法。"种痘"使种痘者轻微染上天花症状后出天花，再通过中医护理让他们安全度过整个发病期，种痘者就会对天花有了免疫力，虽然这种种痘法并不能保证 100% 成功，但可以使致死率下降至 2% 左右。

如果说"种痘""牛痘"预防天花是一个偶然发现，那么法国科学家巴斯德研究狂犬病疫苗，可以说是免疫接种的开始。巴斯德从感染了狂犬病的兔子身上取出一段骨髓，在无菌的烧瓶中干燥，以降低脊髓的毒力，然后把成末的脊髓和蒸馏水混合在一起，注射到狗身上，他发现注射了脊髓的狗不但没有死而且神奇地出现了对狂犬病的免疫力。

巴斯德选用强免疫原性的病原微生物，经培养并用物理或化学方法将其灭活或减毒后，再经纯化制成疫苗，先后发明了炭疽疫苗、鸡霍乱疫苗、狂犬减毒疫苗，被誉为"疫苗之父"。巴斯德的疫苗原理为今后疫苗研发提供了可以复制的思路。200 多年来在此基础上科学家相继发明了针对结核、小儿麻痹症等几十种传染性疾病的疫苗。

随着免疫学和微生物学不断进步，科学家逐渐意识到预防性疫苗可以通过诱导机体产生特异性反应而起到预防疾病的效果。在生物化学、分子生物学、遗传学和免疫学迅速发展的背景下，不同传染病及非传染病的亚单位疫苗、重组疫苗、基因疫苗等新型疫苗不断问世，疫苗研制水平也在不断完善和提高。

在新技术的促进下，科学家继续探索开发新的联合疫苗和治疗性疫苗，如儿童联合疫苗和对破伤风、肺炎球菌等十几种病菌产生保护，成人联合疫苗则可预防巨细胞病毒、沙眼衣原体、乳头瘤病毒等。人类甚至在研究高血压、1 型糖尿病、肿瘤等的治疗性疫苗。自人类使用疫苗预防疾病以来，人类的平均寿命延长了数十年，疫苗为保障人类健康、改善生活质量和促进社会发展做出了巨大的贡献。

（二）人类不断探索生命奥秘以提高生命质量

健康是人类的追求，人类也从未停止探索生命的奥秘。近年来人类基因组研究计划（human genome project，HGP）的快速发展，收集整理人类 DNA

变异的数据并建立起数据库，不仅可以用于研究人类的起源、进化及现代人群遗传变异的发展机制，而且为检测与疾病相关的基因提供了基础。与此同时，伴随着干细胞生物学、免疫学、分子技术、组织工程技术等科研成果的快速发展，细胞免疫治疗被誉为"未来医学的第三大支柱"，在临床治疗中的作用越来越突出。另外，随着医学材料技术发展，人造器官的出现给一些有缺陷的人带来了福音，当前世界上人造器官已经可以或即将替代几乎所有的人体器官。

二、科技发展不断揭示疾病的真相

2016 年，纪录片《人世间》热播，该纪录片聚焦医患双方面临病痛、生死考验时的重大选择，展现了真实的人间百态。片中每个故事都让人唏嘘落泪，让我们感受到生命在疾病面前的无能为力，也让我们感受到生命的渺小与坚强，面对疾病、死亡，人们从未放弃努力。疾病无处不在，特别是一些罕见病、遗传病种类繁多且表型复杂，在临床上难以进行及时和准确的诊断，需要科学家们攻坚。目前全球范围内罕见病患者总数已达到 3 亿人，中国罕见病患病人数约 2000 万，且每年新增患者超过 20 万。美国已有超过 7000 种疾病被定义为罕见病，其中只有大约 400 种罕见病有相应的治疗药物获批。这些数据让人感到触目惊心。

然而，随着分子遗传学、分子诊断技术、基因测序技术及组学技术的进步，疾病的诊断取得了重大发展，使得疾病的准确诊断和治疗成为可能。科学技术的进步为人类点亮了生命之光。

（一）基因科技揭示了生命的奥秘

基因检测是通过血液、体液、细胞或口腔黏膜细胞，或其他组织细胞，扩增其基因信息后利用特定设备对细胞中 DNA 分子信息进行检测，预知身体患疾病的风险，分析它所含有的各种基因。

基因检测技术广泛用于产前检测，包括对孕妇的产前基因检测和对新生儿的基因检测，前者的主要目的是为准父母提供有关胎儿遗传病信息，使他们能够在妊娠期做出选择；后者的主要目的是早期发现、预防或治疗新生儿遗传病。目前有 1000 多种遗传性疾病可以通过基因检测技术做出诊断。如遗传性疾病苯丙酮尿症，是一种代谢性疾病，病人基因当中的一个点发生了变化。症状为孩子刚出生时并没有问题，但是我们每天吃的食物中有一种叫苯丙氨酸的氨基酸，孩子不能代谢，1 岁左右患儿会出现神经系统症状，身体、代谢、智力等方面出现问题。如果这个孩子出生后做过基因检测，确诊苯丙酮尿症，那么将其日常饮食中的苯丙氨酸去掉，孩子就不会出现症状。类似的疾病很多，比如遗传性耳聋等，尽早发现、尽早干预，可在一定程度上减少儿童缺陷的发生。在人类基因组计划完成以后，已经可以大规模地测序，全基因组外显子测序能把 2 万多种单基因检测出来，清楚地知道其中有没有基因突变，医生可以据此采取更进一步的措施。

基因检测技术还可以用于早期癌症筛查，让"谈癌"不再"色变"。癌症筛查基因检测是通过分析被检测者所含有的各种疾病易感基因，预测身体患疾病的风险，从而有针对性地主动改善自己的生活环境和生活习惯，预防和避免重大疾病的发生。

基因检测还可以实现肿瘤靶向用药筛查。基因检测通过高通量测序技术，检测和分析靶向药物相关基因的突变状态，从而帮助医生为患者筛选出最可能从中受益的靶向药物，为患者制定个体化治疗方案提供参考。

（二）健康科技为生命带来奇迹

21 世纪世界卫生组织对疾病康复的新定义是："治愈疾病最根本的途径是修复细胞、改善细胞代谢、激活细胞的功能。"

那么细胞疗法是什么呢？

细胞疗法是运用现代高科技生物靶向技术，将细胞生长因子深入细胞核内，产生生理、生化、电化反应，通过对细胞的营养进行综合补充和调控，增加细胞数量，提高细胞活性，改善细胞质量。细胞治疗按照细胞种类可以分为干细胞治疗和免疫细胞治疗。

干细胞号称万能细胞，是人体最原始的未分化细胞。其作用主要是修复功能，提取出来的间充质干细胞冷冻保存后仍具有多向分化潜能。干细胞治疗就是利用人体干细胞的分化和修复原理，把健康的干细胞移植到病人或自己体内，以达到修复病变细胞或重建功能正常的细胞和组织的目的。目前干细胞种类主要有骨髓干细胞、造血干细胞、神经干细胞、皮肤干细胞、胰岛干细胞、脂肪干细胞等。

干细胞技术广泛应用于临床各类疾病的治疗，并取得可喜成果。如 2014 年国际首例干细胞修复子宫内膜，患者成功生育，这也是我国科学家首创的干细胞修复技术的一次成功应用。2016 年我国首例胎盘间充质干细胞治疗早衰症的病例获得成功。

脊髓损伤不仅会给患者本人带来身体和心理上的严重伤害，导致瘫痪甚至死亡，还会给整个家庭带来沉重的负担。现在间充质干细胞移植疗法，让脊髓损伤患者站起来的梦想终见曙光。另外，心衰是指各种心脏病发展到终末期的临床综合症状，也是心血管疾病中导致死亡的主要原因，号称心血管领域的"头号杀手"。一项利用间充质干细胞治疗心衰的技术已启动国际多中心三期临床试验。

再说说免疫细胞。免疫细胞的免疫防御功能可以抵挡细菌和病毒的入侵，免疫监视功能可以及时清除病变、癌变细胞，免疫稳定功能可以清除衰老、损伤细胞。

免疫细胞治疗就是通过采集人体自身免疫细胞，经过体外培养，使其数量成千倍增多，然后再回输人体来杀灭血液及组织中的病原体、癌细胞、突变细胞，激活和增强机体的免疫能力。过去几年，通过调动患者自身抵抗力（免疫细胞）来抵御、杀死肿瘤细胞，是近年来肿瘤治疗的一个发展方向。

如 2014 年，美国国立卫生研究院报道：一位患了胆管癌的妇女经过免疫细胞治疗后，病人在肺部和肝脏的肿瘤停止了生长。2016 年 12 月新英格兰医学杂志（NEJM）报道了首例"微卫星稳定"（MSS）亚型的结直肠癌（CRC）四期患者，通过免疫及手术治疗，成功获得了"临床无病"的治疗效果。2018 年 4 月美国研究人员成功地利用免疫疗法彻底治愈一名宫颈癌患者，且 5 年未复发，这也是世界范围首例使用免疫疗法治愈宫颈癌的案例。

以上案例可以看到细胞治疗技术的发展为患者打开了另一片天空，为生命健康带来了希望。科学技术的进步，为人类健康创造出一个又一个奇迹。

三、科技跨界融合推动了健康大发展

科学技术的发展推动着健康科技的发展，为疾病的治疗带来无限可能。时下以互联网、物联网、虚拟现实、3D 打印等科学技术为代表的新技术、新应用层出不穷，正深刻改变人们的生产、生活场景；人工智能、大数据等相关应用与理念不断传播，正为人们带来新的体验空间。

（一）3D 生物打印技术

3D 生物打印技术是一种以计算机三维模型为"图纸"，装配特制"生物墨水"，最终制造出人造器官和生物医学产品的新科技手段。生物 3D 打印技术的发展为医学领域打开了一扇大门，如 2018 年首张人造皮肤在俄罗斯正式问世；日本研究人员将人造蛋白质材料通过 3D 打印技术制备成骨骼或软骨，进一步治疗患有相关骨科疾病的患者。

3D 生物打印技术的出现促进了再生医学领域在人造活体组织与器官的研究，使用 3D 打印技术能够制造出更多先进合格的植入物和假体；可以通过 3D 打印技术为手术规划建模，辅助医生进行精准的手术规划，提升手术的成

功率。

（二）虚拟现实技术

虚拟现实技术（缩写为 VR），又称灵境技术，是 20 世纪发展起来的一项全新的实用技术。虚拟现实作为新一代信息技术的集大成者，融合了媒体技术、传感器技术、互联网技术等众多技术。

VR 在医疗领域，可以用于手术观摩、尸体解剖，促使行医效率的提高，临床手术精准度的提升，并为实现异地、即时观看手术直播提供了可能性。VR 技术的不断发展，会推动未来医学教学模式巨大变革，未来医学课将可以模拟进入大脑，打开新的可视化门户。

（三）人工智能技术

人工智能（Artificial Intelligence AI），是计算机科学的一个分支，它是研究、开发用于模拟、延伸和扩展人的智能的理论、方法、技术及应用系统的一门新的技术科学。该领域的研究包括机器人、语言识别、图像识别、自然语言处理和专家系统等。

人工智能在医疗健康领域中的应用包括虚拟助理、医学影像、药物挖掘、营养学、生物技术、急救室人工智能等。其中人工智能+医疗健康各细分领域中，以医学影像项目数量最多，人工智能可以节约读片时间、降低误诊率。人工智能还可助力药物研发，提高药物筛选效率并优化其构效关系，大大缩短药物研发时间，提高研发效率并控制研发成本。

（四）可穿戴技术

可穿戴技术主要探索和创造能直接穿在身上，或是整合进用户衣服或配件的设备的科学技术。

可穿戴移动健康检测与监测设备是把传感器、无线通信、多媒体等技术嵌入人们眼镜、手表、手环、服饰及鞋袜等日常穿戴中而推出的设备，可以用近体佩戴方式测量各项健康体征信息。

可穿戴检测与监测设备保证了 24 小时连续监测、收集用户的健康测评指数等各种即时数据信息，并传输到终端健康管理系统，方便健康管理专家和医生针对客户的健康给予个性化健康管理、治疗和干预。由于可穿戴设备具有解放双手、随时开启、环境感知、在线联系、方便提醒、开发平台等特征，让我们真正随时、随地了解自己的健康状况。目前数字化、可穿戴、即时传输检测数据成为当今体检行业的重要工具。

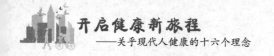

（五）大数据技术

大数据技术是数据管理技术的一种，大数据技术具有数据量大、处理数据速度快、数据源多变的特点。大数据工具应用在健康医疗领域，主要进行信息分析。如通过大数据技术，可以得到生命信息，为个体化药物设计提供指导，实现"量体裁药"。目前众多预测性基因检测项目中最具有实际应用意义的是"药物基因型检测"，即针对人体发病基因片段设计靶向药物，并用大数据分析药物将要产生的反应、药效、敏感性以及副作用，从而筛选出最佳治疗方法和个体化给药方案。"量体裁药"将在很大程度上减少临床用药不当，提高疗效，降低医疗费用，为未来医学指明方向。

（六）中医药现代化为中医药发展插上科技翅膀

中医药是中华文明瑰宝，是我国人民数千年来与疾病斗争实践经验的总结。中医药在历史的发展中兼容并蓄，形成了独特的生命观、健康观、疾病观、防治观，蕴藏着中华民族深邃的哲学思想。传承好中医药学，就是守护好中国古代科学文化的瑰宝。

中医药学凝聚着中华民族几千年的健康养生理念及其实践经验，我们不仅要传承，也要随着科学技术的进步让中医药焕发生机。中国生药学泰斗赵燏黄曾预言："一部《本草纲目》中所记载的药物，不知含有多少没有发现的化学成分，随着今后科学的进步，一部《本草纲目》将会成为世界药学者的实验场。"这段预言也充分说明中医药创新所散发的巨大潜力。

相信国人永远都不会忘记 2015 年 5 月瑞典卡罗琳医学院在斯德哥尔摩宣布，授予中国女药学家屠呦呦诺贝尔生理学或医学奖，这是中国科学家因为在中国本土进行的科学研究而首次获得诺贝尔科学奖，是中国医学界迄今为止获得的最高奖项，也是中医药成果获得的最高奖项。

20 世纪 30~70 年代，在极为艰苦的科研条件下，屠呦呦团队与中国其他机构合作，经过艰苦卓绝的努力，从《肘后备急方》等中医药古典文献中获取灵感，先驱性地发现了青蒿素，开创了疟疾治疗新方法，全球数亿人因这种"中国神药"而受益。目前，以青蒿素为基础的复方药物已经成为疟疾的标准治疗药物，世界卫生组织将青蒿素和相关药剂列入基本药品目录。屠呦呦曾经感慨道："青蒿素是人类征服疟疾进程中的一小步，也是中国传统医药献给人类的一份礼物。"她表示，经过现代技术的提纯和与现代医学相结合，中草药在疾病治疗方面所取得的成就"很了不起"。

2020 年新冠肺炎席卷全球，中医药在抗击疫情中再次亮剑。从古方中提炼的"清肺排毒汤"、来自广东的"肺炎1号方"等中药汤剂广泛用于临床一线救治。"清肺排毒汤"源自张仲景的《伤寒杂病论》，在麻杏石甘汤、射干麻黄汤、小柴胡汤、五苓散四个经典复方基础上，根据此次疾病以寒、热、湿、瘀、毒为主要特点，调配而成的固定复方。既防疫邪入里，又调肝和胃，顾护消化功能，不仅广泛适用于轻型和普通型症状，还可有效防止轻症转重症。

在"重大新药创制"科技重大专项支持下取得的一批成果，例如，源自淫羊藿活性成分的抗癌药物、源自仙茅活性成分的抗抑郁药物、源自海洋植物新型寡糖的抗阿尔茨海默病药物等。

当下人工智能、互联网、信息化及生命科学等现代科学技术的发展，为中医药带来了机遇。复方黄黛片的成功研发就是一个典型案例。20世纪80年代，我国中医专家黄世林设计了治疗急性早幼粒细胞性白血病的中药方剂，即由雄黄、青黛、丹参和太子参组成的中药"复方黄黛片"。2008年前后，在中国科学院院士陈竺主持下，上海交通大学附属瑞金医院与健康研究院等组成的研究小组第一次用生物化学研究方法，在分子水平阐明中医复方黄黛片治疗白血病的多成分、多靶点作用机制，相关研究在《美国科学院院报》上发表。这让我们看到中医药正从传统走向现代，要把当代最新科学技术、手段、方法、设备融入中药研究、生产、应用中，推动中医药现代化、国际化进程。

传承是中医药发展的根基，创新是中医药现代化的关键，中医药的生命力在于创新。中医药作为中华民族的瑰宝，需要一代人一代人的接力，在传承中不断创新发展，让中医药既属于中国也属于世界。

四、健康创新发展中要掌握好科技这把双刃剑

我们知道任何事物都具有两面性，人类在享受科技带来好处的同时，也要承受科技所引发的种种副作用。健康科技的发展也一样，它既可以造福于人类，但应用不当就会给人类带来负面影响，甚至危及人类健康、生命。

健康科技应用不当的例子比比皆是，其中史上最大药害"反应停"事件，就是一个典型的例子。1957年德国西德格兰泰药厂（Chemie Grunenthal）研制出来一种新药Thalidomide（沙利度胺），用于治疗孕妇晨起呕吐和恶心，一时间风靡欧洲、加拿大、日本、澳大利亚等国。但到1961年，澳大利亚产科医生威廉·麦克布里德在英国《柳叶刀》杂志上发表文章，指出反应停可致四肢发育不全的出生缺陷，因为短如海豹的鳍足而被称为海豹肢症。出现海

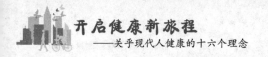

豹肢症的婴儿，这几年突然增多，母亲在怀孕期间都服用过反应停，麦克布里德认为是反应停导致海豹肢症。反应停最终从市场上召回，但是世界各地，由于服用该药物诞生了 12000 多名海豹肢婴儿。

反应停事件只是健康科技带来负面效应的一个缩影，它给我们的启示是：随着科学技术进步，要认识到健康科技是一把双刃剑，在运用科学技术治疗人类疾病时，要将科学技术的使用与人类健康的可持续发展联系起来，实现科学技术正面价值的最大化。

健康成就梦想

李 融

北京爱稀客肺动脉高压罕见病关爱中心执行主任，佑新医药科技（广州）有限公司CEO，美国罕见病联盟（NORD）中国区负责人，中国社会工作协会医务社工专委会理事单位负责人。

在社会竞争日益加剧、生活节奏越来越快的今天，人们所面临的心理压力也越来越大。从政府公务员、公司白领、IT工程师，到网红主播、生产线上的工人、快递小哥和餐饮业的服务员，每个人都好像上了发条一样，一旦开始就很难停下来，一旦停下来就担心会被竞争者超越。在优越的办公环境和日益便捷的科技背后，却是倦怠的身体和紧绷的神经。甚至有"前半生拿健康换金钱，后半生拿金钱换健康"的说法，这反映出现代人在平衡健康与事业、生活之间的关系时的矛盾状态，值得我们每一个人深思。

一、健康是人生的最大财富，没有健康就没有一切

先给大家分享我读过的一则故事。

从前，有个善良正直、身体很棒的小伙子，他常常帮助弱者，尽自己最大努力，让被帮助的人感受到幸福。但他发现自己心地这么好，帮助过这么多人，自己仍然身无分文，而周围的很多人都比他有钱，他觉得很不公平。于是，他想到天堂找上帝问个究竟。他千辛万苦来到上帝面前，上帝见到他说："小伙子，我知道你来这里的目的。你是想问，你心地这么善良正直，乐于助人，为什么你会没有钱？而别人却

169

有很多钱，你想来讨个公道吧？"小伙子很惊奇，心想：真不愧为上帝，我还没开口，就知道我的想法了！于是他说："是啊！我想和那些有钱人一样啊！那样才能过自己想过的生活，才能帮助更多需要帮助的人们啊！"上帝笑了笑说："傻小子，你本身就是一个很富有的人啊，难道你不觉得身体健康就是一种财富吗？"小伙子很茫然地望着上帝。上帝说："如果你不觉得你的健康是一种财富，那么把你的一双眼睛给我，我给你 200 万，怎么样？"小伙子马上回答："不行，不行，没有了双眼，我看不到这美好的世界，更别说去帮助别人了。有了这 200 万又有什么意义呢？你就是给我 1000 万，我也不能让自己双目失明啊。"上帝又说："那给我一条腿，我给你 100 万，这样你也可以走路，也可以看世界，这总行了吧？"小伙子还是摇摇头说："不行，不行，少一条腿，走路不方便，帮助别人也不方便，而且我想娶个老婆也困难啊！"上帝笑着拍了拍小伙子的肩膀说："小伙子，你真的很富有，你时时不忘帮助别人，你的身心健康，就是创造你所有想要的东西的最好保证。回去吧，只要你好好珍惜你的生命，重视你的健康，再加上你的勤劳和智慧，你会什么都有的。"于是，穷小伙子回到人间，照着上帝的话去做，终于成为一个不仅健康，而且十分富有的人，过上了快乐的生活，帮助了千千万万需要帮助的人们，也赢得了人们对他的尊重。

坦白说，初次读这则故事，我觉得这不过是个教人重视健康的童话，并没有仔细思索其中的意味，直到看到这样一个故事。2011 年湖南科技出版社出版了一本名为《此生未完成》的畅销书，作者是复旦大学女博士于娟。令人遗憾的是，她的生命因为乳腺癌，永远止步于 32 岁。这本书收录了她与乳腺癌抗争的一年中，写下的 79 篇抗癌日志。可以说这是于娟即将步入死亡之前所写下的关于生命的印记。确诊之后，她接受过很多次痛苦的治疗，但她的文字始终充满了质朴、幽默，时而平和坚强，时而俏皮如孩童，永不妥协。很多年轻人表示他们从于娟的故事里看到了那个为追求梦想不顾一切的自己。患癌后的于娟在书中写道："三十岁之前的努力更多是因为自己有着太多的欲望和执着，却没有'只要活着就好'的简单。我不是高僧，若不是这病患，自然放不下尘世。这场癌症让我不得不放下一切。如此一来，索性简单了，真的很容易快乐。若天有定数，我过好我的每一天便是。若天不绝我，那么癌症真是个警钟：我何苦像之前的三十年那样辛勤地做蚍蜉。"

于娟，是一个天资聪颖的山东女孩，凭借着自己的努力与勤奋，以优异的成绩，一步步考上名校，出国深造。回国后，她成为复旦大学一名优秀的青年教师，有一份体面的工作，一段美满的婚姻和一个 2 岁的宝宝，过上了令人艳羡的生活。对于突如其来的癌症，于娟也一直在反思自己的生活习惯，最后她在书中告诫年轻人："一定不要熬夜。第一，我没有遗传；第二，我的体质很好；第三，我刚生完孩子喂了一年的母乳；第四，乳腺癌患者都是 45 岁以上人群，我那时只有 31 岁。我想我之所以患上癌症，肯定是很多因素共同作用累积的结果。"

国医大师、"朱氏妇科"第三代传人、99 岁的朱南孙教授认为，现代许多疾病，如乳腺增生、乳腺癌都比以前高发，与现代人压力过大，思虑过多有关系。因此，保持平和的心态，对健康长寿大有益处。这看似简单的道理，真正做到却并不容易。

于娟还在书中写道："有太多的计划要完成，有太多的事情要应付，总是觉得做好手头的事情，陪父母也是来得及的。反正人生很长，时间很多。现在想想并不尽然，只有一天天地过，才是一年年，才是一辈子。无头绪的追逐与奔忙，一旦站定思考，发现半辈子已经过去，自己手里的成败并无多少意义，转身才发现陪伴父母亲人的时间已然无多，发现最重要的幸福已然没有时间享用，人生最大的悲哀莫过如此。"从书名《此生未完成》我们就可以看出，正值青春年华的于娟，在离开这个世界时，充满着无限的眷恋和不甘。"在生死临界点的时候，你会发现，任何的加班，给自己太多的压力，买房买车的需求，这些都是浮云，如果有时间，好好陪陪你的孩子，把买车的钱给父母亲买双鞋子，不要拼命去换什么大房子，和相爱的人在一起，蜗居也温暖。"这是多么痛的领悟！于娟为此付出了生命的代价。在她离开这个世界前，她用文字给我们每一个人都敲响了警钟，让我们深刻认识到，健康才是人生的最大财富。

生活中我们常遇到年轻的 90 后、95 后朋友感叹：现在房子这么贵，生活成本这么高，奋斗一辈子，也难买套房。怎么结婚、生孩子呀？而 50 后、60 后的中老年朋友感叹：我怎么一眨眼就老了呢？高血压、糖尿病司空见惯，肺癌、肝癌、直肠癌、乳腺癌家常便饭，身体每个零件都开始出现毛病，需要修理了，身体如果可以回到 20 岁、30 岁的状态，哪怕一夜之间我的房子、车子、存款、股票都没有了，我也愿意啊！人生就像一串数字，健康是 1，金钱、地位、事业、爱情、家庭等是后面的 0，如果没有了这个 1，后面有再多0 也没有意义。年轻就是资本，健康就是财富！这句很普通的语言，真正领悟并做到的人，也许寥寥无几。

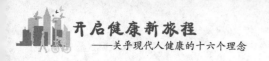
二、拥有健康的身体，才能挑起工作和生活的重担

2016 年 10 月 5 日，春雨医生创始人兼 CEO 张锐因突发心肌梗死，不幸在北京去世，享年 44 岁。张锐是一名"70 后"，《京华时报》前新闻中心主任、网易前副总编辑。2011 年创立春雨医生。到 2016 年 6 月，春雨医生被曝出完成 12 亿融资 Pre-IPO 环节，2015 年线上问诊业务实际收入 1.3 亿元，盈利 3000 万元，计划分拆打包上市。在公司发展的关键节点，张锐匆匆过世，不禁让人扼腕叹息，给公司和家庭带来不可估量的损失。张锐的去世也引来了外界的一片哗然。一家为病人提供线上问诊服务的公司，一位在健康领域深耕的 CEO，难道连自己的健康都不能保证？但很快便有互联网行业内部人士指出，互联网系统一旦启动，就是 24 小时 365 天永不停息地运转，对创始人的精神和身体是极大的考验。张锐生前在接受媒体采访时表示："在公司需要融资的时候，我常常失眠，半夜两三点给人发邮件，探讨产品设计或者商业模式。一大早，又跑到各大投资现场，唾沫横飞地跟人阐述春雨的商业价值。同样的内容，每天至少要讲两遍，还要回答各种八竿子打不着的问题。"他说自己很焦虑，每天吃不好睡不好，晚上睡前会担心资金链断了怎么办，早上又打起精神鼓励自己说，自己的产品解决了那么多人的痛苦，这么有价值，一定会拿到钱，只是缘分不到。精神上的压力很快反馈给身体，一个最明显的变化是他两边的鬓角全白了，张锐从医多年的父亲对他说，这是植物神经紊乱。植物神经紊乱，指因长期精神紧张、心理压力过大以及精神受到刺激后引起的一组症状。遗憾的是，在追求梦想的过程中，在巨大的压力面前，张锐根本没时间、没心情顾及自己的身体，在解决别人健康问题的时候，忽略了自己的健康，最终失去了自己最宝贵的生命。张锐的经历再次告诫我们，身体是革命的本钱。没有健康的体魄，即使再大的使命和理想，也终究会半途而废，有始无终。

有时候，我们会觉得"工作与健康"的定义好像很模糊，特别是健康二字，囊括了很多东西，怎样才算健康呢？很多人认为，只要我身体还健康，就能继续工作。或者，我能继续工作，就代表我身体还健康。但很多人忽略了一点：即便你的身体出现健康问题，你还得继续工作。只不过你的工作岗位因为健康问题而下调，被另一个能力和你一样，身体素质却比你好的人替代了。健康问题会让你意识到自己是如何一步一步走下坡路的。所以，年轻人在追求梦想的时候，更要注意保持健康，这样你才有机会去自己喜欢的城市，做自己喜欢做的事。

三、好身体是实现人生价值和成就梦想的基石

2018 年 6 月，我有幸受美国肺动脉高压协会邀请代表中国肺动脉高压协会赴美参加了为期三天的"国际肺动脉高压科学大会"。在会议上，我见到近千名来自美国、加拿大、英国、以色列、西班牙、奥地利、委内瑞拉等 40 多个国家和地区的患者、家属和医生。其中有一位名叫 Elvis Medrano 的美国患者给我留下了深刻的印象。他当时 27 岁，已患肺动脉高压 6 年。肺动脉高压是一种复杂的疾病，可导致肺动脉损伤、狭窄和硬化。肺动脉高压迫使右心超负荷工作以保证全身的血液供应，最终可导致右心衰竭，甚至死亡。但这种疾病的早期症状并不具有特异性，主要包括气短、疲劳和胸痛。所以，患者常常被误诊为哮喘等不太严重的疾病，且误诊时间可长达几个月甚至几年。

患病前，Medrano 是一名金手套锦标赛轻量级拳击冠军。据他回忆，2012 年 5 月的一次训练中，当他在硬地板上做倒立的时候，感到了一阵钻心的疼痛。随后，他的右臂开始肿胀。疼痛断断续续地持续了 9 个月。Medrano 看了很多医生，其中一位医生的诊断是胸廓出口综合征，或是由于锁骨和肋骨间的血管压缩所致，很可能是由于倒立造成的。他还出现了肺栓塞，这是一种发生在肺部的慢性血栓。Medrano 通过手术切除了一根肋骨以缓解压力和疼痛。随着疼痛感慢慢减弱，Medrano 感觉他的呼吸在随后的几个月里越来越困难。22 岁的 Medrano，拥有健硕的身材，此前从来没有在训练的过程中感觉如此气喘。但是他仍然一边坚持训练，一边继续求医，因为他正在备战奥运会。Medrano 至少看了 45 名医生，经历了无数次的误诊，从怀疑哮喘到怀疑是心理问题，各式各样的诊断都有。再后来，Medrano 不得不用上便携式制氧机，24 小时吸氧。此时的 Medrano 觉得自己此生可能再也没有机会登上拳击台了。幸运的是，在肋骨切除术一年后，一位医生将 Medrano 转到爱诺华心血管研究所进行治疗。在那里，他接受了右心导管和通气灌注扫描检查，明确了病因，并在坦普尔大学医院做了肺动脉球囊扩张术。术后，Medrano 接受了药物治疗和康复治疗，现在，他已经重返拳台，并且每周接受 6 天的高强度训练。从冲击奥运会，到因病一度放弃拳击，再到重返拳坛，Medrano 的曲折经历让我们看到了拥有健康的重要。他说："拳击是一项不被外人了解的运动，观众只看到两个人互相击打。实际上，拳击是一项需要智慧的运动，你需要学会面对很多挑战。"对于我们每一个人来说，平衡好健康与事业的关系同样是一种挑战。有了好的身体才能实现自己的人生价值，成就自己的美好梦想。

Kathleen Sheffer 是我在此次会议上遇到的另一位患者。我最开始见到她时，她身上背着一个硕大的摄影包，手提着一个几斤重的摄像机，腰间还斜跨着一个小型照相机，自称是本次会议的志愿者，想给我和几位与会者拍照留念。后来，经过工作人员的介绍，我才知道她曾经也是一名肺动脉高压患者，1 年前，刚刚做完心肺移植手术。在此之前，她已经参加过 9 次由美国肺动脉高压协会组织的会议，而这次则是她第一次摆脱了肺动脉高压困扰，以志愿者的身份参会。Kathleen 说，3 年前，在她病情严重的时候，姐姐莫妮卡曾陪她一起去欧洲旅行。当时她口服西地那非，静脉注射曲前列环素已经达到了最大剂量，还带着便携式制氧机，姐姐负责背着所有背包。即便如此，时差仍给她造成了极大的影响，旅途上的大部分时间，Kathleen 都在睡觉。对于 Kathleen 来说，没有健康再好的生活也没法去享受，再好的风景也不属于自己。心肺移植术后，Kathleen 的身体逐步恢复了健康。所以，她和姐姐又进行了一次旅行，这次她们游览了欧洲最高的莫赫悬崖、德国的阿尔卑斯山和布拉格。这次的旅行清单是 Kathleen 之前想也不敢想的。她说，新的器官让她感觉精力充沛，现在她能够参加美国肺动脉高压协会举办的徒步筹款活动。相比过去，她可以在一天之内完成摄影和写作等多项工作，还可以做家务，甚至还有力气跟朋友们聚会。这些事情虽然看似简单，但是对于术前的 Kathleen 来说，简直比登天还难。

这两位美国患者与死神擦肩而过的经历深深地打动了我，也让我更加深刻地认识到只有拥有健康，才有机会成就自己的事业、爱好和梦想。倘若你不再健康，就算有金山银山摆在你的面前，就算有绝世的美景展现在你的眼前，你都不能从中获得享受。大到发展自己的事业，建设自己的小家庭，小到计划一次出游，组织一次聚会，都会让你觉得没有意义，因为身体的不适最终会影响你的心情，限制你的行动，从而也会限制你的思维、创造力、情绪、反应能力等，何来事业上的成功？甚至连一般的事务性工作也无法完成。明代文学家陈继儒在《小窗幽记》里写道：身上无病，心上无事，春鸟便是笙歌。意思是说，人这一辈子，身体上无病无灾，心里没有闲事烦扰，便是真正的幸福了。然而，生命的常态是不断地更新与衰老，绝对的健康只存在于理论之中。所以，人生的最佳状态是找到健康与事业、生活之间的平衡。

四、找到健康与事业、生活之间的平衡和美好

我有一位友人，名叫黄欢，2014 年她荣获了"CCTV 年度慈善人物"，中央电视台《新闻联播》著名主持人欧阳夏丹专程到医院给她颁奖。当时，她

刚刚做完肺移植手术，正处在恢复期。而现在的她，不仅是北京爱稀客肺动脉高压罕见病关爱中心的负责人，同时还兼任中国社会科学院大学文法学院社会工作专业实习督导，自己也在广州中山大学继续深造相关专业，并在术后一年考取了社会工作师和英语翻译资格证。因为她成功地推动了深圳、北京等地对于罕见病和肺移植患者的医保政策，使得千余名患者的治疗费用从每月的 6000~7000 元降至不足 1000 元。为此，《中国青年报》曾对她做过一个专访，文章的题目是《我努力地活着，顺便帮助了七千人》，看过报道，很多读者都被黄欢顽强不屈的精神和坚持不懈的努力所打动，也同样有很多人十分好奇，黄欢是如何从死亡线上重获新生并且一路逆袭，成为一位管理者和教育者的。作为一名肺移植术后的患者，她能够承担得起这么大的工作量么？

黄欢微笑着对我说："生命面前无小事，只有先拥有健康这块基石，才有可能获得生活中的无限可能。"黄欢 　岁那年被确诊为肺动脉高压，医生预言寿命不足 3 年，随时可能猝死。此时的她，正在一家世界 500 强企业担任招投标项目经理，是业务骨干，也是公司里最年轻的项目主管。既要完成自己手上的项目，又要培训新人，加班、出差对她来说简直就是家常便饭。"我会专门准备一套出差专用的常用物品和衣物，拎上行李箱，随时就可以出发，根本没有时间像其他女孩子那样花大半天的时间去整理和准备。"黄欢曾经苦笑着对我说。

确诊后的 3 个月，尽管黄欢曾经向单位领导提出了减少出差和工作量的要求，但是由于公司招聘的新人还不能独立开展工作，所以黄欢的工作量并没有减少。直至 2016 年 8 月，她在主持完一个国际招投标项目，送走所有嘉宾和最后一位评审专家后，一头晕倒在了会议室。这一事件，迫使她离开了原有的工作岗位，一下子从业务骨干、优秀员工，变成一个只能躺在 ICU 和抢救室，靠年迈的父母照顾衣食住行的重症病人。黄欢说："这种感觉就像是 20 岁就让你退休。但这一次的晕厥也让我知道，医生并不是在吓唬我，我所罹患的疾病确实很严重，生死可能就在一呼一吸之间。而如果我继续逞强的话，可能我走的时候连一句话都留不下。当我恢复意识，睁开眼睛，看到的第一个人就是我母亲，听到的第一句话是'如果你醒不过来，我和你爸爸可怎么办呀？'此刻，我才深深地意识到家人对我的重要性。所谓的要强和不服输，最终给家人带去的是担忧和悲伤，那么我们所追求的梦想是否真的有意义呢？"

黄欢的话，也让我陷入了沉思。我们不顾一切打拼的背后，是家人默默的支持。但是，我们是否真正了解过家人的感受和他们情感上的需要呢？他们对我们的期待是大房子？好车子？华服箱包？出国旅游？还是一家三口围坐在餐桌旁，打开电视，简简单单地吃上一顿热乎乎的家常饭？

在谈及现在忙碌的术后生活时，黄欢用"兴趣是最好的老师"回答了我的疑惑。她说："我现在的工作和学习确实也很忙碌，但是我感到很充实。因为做的工作是自己感兴趣的工作。看到许多同种病的患者，因为我们的工作，享受到了医保，降低了治疗费用，避免了误诊，甚至像我一样重获新生，这让我在精神上得到了极大的释放和鼓舞。不像以前的工作，虽然我也能胜任，但是我却并不快乐，心理上的压力还是很大的。如果一个人对自己所从事的工作没有足够的兴趣，只是为了完成上级交代的任务，那工作就成为一种负担，长此下去，身体必然处在一种亚健康的状态下，甚至有罹患疾病的风险。"

如果一个人能够从事自己所感兴趣的事情，工作就不再是一件苦差事，做起来也没有那么枯燥和困难了。学习其实也是一样，黄欢说她大概只花了两个月的时间准备硕士研究生的考试，就顺利地被中山大学社会学与人类学学院录取了。"坦白说，我并非科班出身，也没有太多时间进行系统性的学习，但是我的工作每天都围绕着社会学的这些议题，所以实际上每天也都在不断地进行有针对性的学习。"黄欢在说这番话时，眼睛里透着激情和光芒，这是在朝九晚五的上班族眼中很少见到的。无论是学习还是工作，一旦你找到了自己的兴趣，就都不是苦差事，而且还会从中获得乐趣，达到事半功倍的效果。在我们的生活中，也有很多人能够实现健康与事业、家庭之间的平衡。

盖洛普（Gallup）2015年的调查报告显示，超过50%的被调查员工"没有全情投入"，另有17.2%的员工"心不在焉"。相关的调查报告称，73%的员工"正在考虑另一份工作"，43%的员工甚至说相比于一年前，他们更愿意考虑一份新工作。由此可见，在大多数企业，员工并没有对自己的工作真正感兴趣，工作效率可想而知。

2018年，一位女讲师英年早逝，她的领导含泪慨叹"别等中青年干部逝去再谈关爱"。此事被许多人发到微信朋友圈里，引发社会对中青年骨干员工工作压力和健康状况的担忧。表面上看，当下社会竞争激烈、工作压力大导致过度劳累，是一些干部职工英年倒下的主因。事实上，一些单位工作安排不科学，甚至为片面追求"政绩"，无节制地给干部职工加压，要求或变相要求他们长时间加班加点，甚至以"领导都不休假"为由缩减休假。有的地方提出"5+2、白加黑",有的县市甚至提出"3516"工作法,即每天三小时吃饭、五小时睡觉、十六小时工作。而要求干部职工加班的理由也是五花八门,有的是为了"创建国家卫生城市、创建全国文明城市",有的是为了"加快招商引资",还有的是"转变工作方式、提振精神状态"。在这些冠冕堂皇的理由下,"疲劳战术"被当成经验,低效率的加班被视为作风,这不仅影响了干部职工的身体健康,也降低了工作效率,还助长了形式主义。

保持良好的健康状况,队伍才会更有战斗力,才可以取得更好的工作业绩。现在的健康理念是摒弃靠"5+2、白加黑"追求业绩的旧观念,作为企事业单位领导,应把关爱干部职工身心健康的政策落到实处,尤其应对那些在单位挑大梁的中青年业务骨干给予更多的关爱。作为我们个人,应该调整自己的心态,保证充足的睡眠和锻炼、休息时间,根据自己的兴趣特长找一份自己热爱的工作,为了自己的梦想而努力拼搏,才能全情投入,提高工作效率,用健康的体魄投入到事业中,取得工作上的成绩,也成就自己的梦想。

阿芳,是我采访过的一位女企业家。她自己经营着一家连锁美容院,有着姣好的身材和出众的外表,看上去远比同龄人年轻。然而最让我吃惊的是,她竟然还同时管理着一个八口之家。除了他们夫妻俩和两个孩子外,家中的别墅里还住着他们夫妻双方的四位老人。这在现代化的都市生活中,是极为少见的。阿芳虽然雇了保姆,但是她并没有当甩手掌柜,大到组织家庭旅行,小到一日三餐的安排,食材的购买,菜谱的制定,阿芳都会亲自过问。而且看起来,她跟孩子的关系一点也不生疏,并不像我想象得那样,完全由老人带孩子。我忍不住问她:"你这样不累吗?你是怎么安排过来的?"阿芳笑意盈盈地对我说:"事业和家庭对我来说都很重要!但是人在不同的阶段,要设立不同的目标。孩子小的时候,非常需要母亲的照顾,保姆和老人的照顾都不能取代母亲。所以那个时期,我的心思大部分都花在家庭上。现在孩子慢慢大了,我会把更多的时间和精力放在我的美容院里,对孩子更多的是情感上的交流和人生发展方向上的引导。过多生活上的照顾,反而不利于培养孩子的自理能力。而且,我认为这个时期,妈妈的职业形象对于孩子树立未来的职业规划,培养独立思考能力,都是必不可少的。"

"可是,俗话说商机瞬息万变,你就不怕错过最好的发展时机吗?"我忍不住打断阿芳。没想到,她竟轻轻地拍了拍我的肩膀说:"人这一辈子,钱是赚不完的。你可以透支信用卡,但是不要透支健康。有些人说,前半生拿健康换金钱,后半生拿金钱换健康。这种说法,我是不赞同的。因为健康失去了就是失去了,再也还不上了。我们美容院也是一样,我们做的只是维护好你的皮肤，延缓它的衰老，不可能让你返老还童的。那些'让你永葆 18 岁'的广告语，不过是部分商家为了吸引眼球、打动客户的噱头，我们的店是从来不做这种宣传的。"

"那你和爱人之间又是怎么相处的呢？据我所知，你的收入应该远超过你的丈夫，这样的家庭结构在中国会不会给你带来一些困扰呢？"说到这个话题，阿芳竟然哈哈大笑起来。她说："你的观念需要更新了！现在都什么年代了，你还有这种男主外，女主内的思想！我和丈夫都认为，现代职业家庭中，生活与工作的关系与传统家庭是不一样的。夫妻间应该是平等的，也就是说我们在承担家务、照顾老人和孩子方面都应有同等义务，也应为此共同付出努力。这话听起来好像有点过于教条，不过正是由于这种看似刻板的共识，这些年我们夫妻间才真的是互相扶持，彼此珍惜。不至于让一个人，以牺牲健康或事业作为代价换取家庭生活的美满。这种外人眼中的'美满生活'，不是我们想要的生活！"

阿芳的话，平和朴实却也振聋发聩，我们想要的生活，到底是什么样的？幸福、美满的生活不仅要有物质基础，也同样需要精神支柱和情感交流。过分强调任何一方，都会让我们的生活失衡，导致健康出现问题。如何平衡健康与事业、生活之间的关系，没有一个固定公式可以套用，也没有一个放之四海而皆准的标准可供参考。但是当我们眼睁睁地看着一个个年轻的生命从身边逝去，当我们读着一篇篇用血泪和悔恨书写成的生命日记，当年轻人们把一边熬夜，一边泡枸杞作为职场标配的时候，我们不得不对那些"敷着最贵的面膜，熬着最深的夜"的年轻人说："健康一旦失去就补不回来，请珍惜当下，珍惜每一天。"

世界卫生组织明确提出："健康不仅仅是没有疾病或不虚弱，而是身体的，精神的健康和社会适应的完美状态。"健康是一个动态的概念，健康与疾病不存在明确的界限，影响人健康的因素随时随地都存在。所以，对于我们每个人来说，时刻提醒自己保持健康的习惯，平衡工作与生活的关系，是一种能力，也是我们负责任的一种表现。用健康换取所谓的成功，其实是一种最不划算的做法。失去了健康的体魄和健康的心灵，即使获得了所谓的功成名就，终究都是空中楼阁、海市蜃楼，无法支撑我们的幸福生活。祝愿大家都能健康生活，实现梦想！

同在地球村，健康共命运

张　备

海王集团股份有限公司执行总裁兼全药网科技有限公司董事长，深圳市健康产业发展促进会会长，清华大学高级研究员、武汉大学兼职教授。曾任国务院办公厅秘书一局副巡视员，深圳市龙岗区区长、宝安区区长、深圳市政府党组成员兼前海管理局局长、坪山新区党工委书记，360科技股份有限公司高级副总裁。

健康是人类命运共同体的固有基因，是利益与道义最紧密的结合，符合世界各国人民的共同追求。构建人类健康命运共同体是构建人类命运共同体的应有之义。

一、生命健康权是全世界人民最基本的权利

生命权是人类最基本的人权，为联合国《世界人权宣言》所确认和保障。《世界人权宣言》第三条明确要求："人人有权享有生命、自由和人身安全。"生命是一个人生存与发展的基本条件，也是人类一切活动的起源。正因为如此，国家应该采取各种各样的措施保障公民的生命权，及时、严厉地惩治侵犯公民生命权的行为。

为什么生命需要法律形式的表达？这是因为作为生命主体的人，无法脱离群体而存在，无法脱离物质而存在。物质是人类社会产生和发展的基础，而生命则兼具生物属性和社会属性。社会属性，这也是人区别于动物的所在。正是因为社会属性独特的存在，才使得生命具有社会性，由此获得法律权利并受到法律保护。

健康是生命权的重要组成部分。《世界人权宣言》第二十五条规定："人人有权享受为维持他本人和家属的健康和福利所需的生活水准，

包括食物、衣着、住房、医疗和必要的社会服务；在遭到失业、疾病、残疾、守寡、衰老或在其他不能控制的情况下丧失谋生能力时，有权享受保障。"联合国秘书长古特雷斯在谈到2020年新冠肺炎疫情给老年群体造成的重大冲击时强调，人类社会应高度重视和尊重老年人在疫情中的生命权和健康权。古特雷斯说，老年人感染新冠病毒后的病死率更高，疫情给老年群体造成了"难以言表的恐惧和折磨"。他表示，老年人与年轻人享有同等的生命权和健康权，疫情之下"谁也不能被牺牲、被抛弃"。

我国政府高度重视人民的生命健康权，在2020年最新颁布的《民法典》中，第一千零二条规定："自然人享有生命权。"自然人的生命安全和生命尊严受法律保护。任何组织或者个人不得侵害他人的生命权。第一千零四条对健康权也有相应的规定，"自然人享有健康权。"自然人的身心健康受法律保护。任何组织或者个人不得侵害他人的健康权。

生命本是一种自然现象，但当生命与法律概念结合之时，从个体的生命到群体的生命，保护生命的正常延续成了一个法律现象。生命一旦丧失，任何权利对他来说都失去了意义。我国人民的生命健康权受到法律保护，任何人和组织都不可侵害。

保护人民的生命安全和健康，不仅是个人权利，也是一种社会责任。新冠肺炎疫情中，我们也看到，有些国家因为医疗资源的短缺，选择性治疗患者，一些老年患者因得不到有效治疗而死亡，令人悲痛。其实，无论老年人、年轻人，还是少年儿童，每个人都有生命健康权，社会也同样负有保障他们生命健康的责任。

作为个体，我们也有责任维护自己的生命健康权。每个人都要热爱自己的生命，尽可能保持自身身体健康，不做伤害自己生命、身体的事，如自残、吸食毒品等；我们还要热爱他人的生命，拒绝侵犯他人生命、身体健康的活动。此外，我们也要拥有强健的体魄，积极参加家园建设，为人类的繁荣兴盛做出自己的贡献。

二、疾病无国界，守望相助才是正道

随着科技的进步，伴随着广播、电视、互联网和其他电子媒介的出现，再加上飞机、高铁等各种现代交通方式的飞速发展，人与人之间的时空距离骤然缩短，原来远在天边的各国人民，仿佛生活在同一个村落，地球村（global village）的概念也应运而生。

就在人们尽享交通、交流之便时，一个魔影也随着人们的频繁交往潜伏相随，那就是比人类还古老的病毒。

早在人类出现之前，病毒就在地球上繁衍生息，伴随着人类文明的进步与发展，病毒引发的流行病成为对人类的巨大威胁，人类与病毒的斗争也从未停止过，历史上有很多世界性流行病，给人类造成巨大的损害。

鼠疫是一种传染性与致死性极强的传染病，在中国古籍中被称为"大疫"。人类历史上有记载的鼠疫曾有过三次世界范围内的大流行。第二次大流行赫赫有名，在欧洲历史上被称为黑死病。这场瘟疫在世界范围内造成了大约 7500 万人死亡，据估计中世纪欧洲占人口总数 30%~60% 的人死于黑死病。1855~1959 年鼠疫爆发了第三次大流行，此次疫情总共波及亚洲、欧洲、美洲和非洲的 60 多个国家，死亡达千万人以上，此次流行传播速度之快、波及地区之广，远远超过前两次大流行，给人类的健康和社会的发展带来了严重的损失。

流感也是世界性流行病之一，对人类的影响也非常严重。1918~1920 年爆发的全球性甲型 H1N1 流感疫情造成全世界 5 亿人感染，传播范围达到太平洋群岛及北极地区；全球平均致死率为 2.5%~5%（当时世界人口 17 亿人），和一般流感 0.1% 的死亡率比较是极为严重的，为人类历史上最致命的自然事件之一。

进入 21 世纪以来，全球已先后经历了数次重大病毒传染性疾病的流行：2003 年爆发的 SARS，全称为"严重急性呼吸综合征"（Severe Acute Respiratory Syndrome，SARS），疫情发生突然，根据世界卫生组织的统计，病程持续近 8 个月，SARS 病毒共感染全球病例累计超过 8000 例。

2009 年 3 月始发于墨西哥的甲型 H1N1 流感病毒疫情，在世界许多国家的人群中蔓延，世界卫生组织也宣布此次疫情为"具有国际影响的公共卫生紧急事态"，并将全球流感大流行警戒级别升至 6 级，这也是世界卫生组织 40 年来第一次把传染病警戒级别升至最高。H1N1 流感病毒最终蔓延到 214 个国家和地区。

2012 年 9 月在沙特首次发现的一种由新型冠状病毒引起的急性呼吸道疾病，被世界卫生组织命名为"中东呼吸综合征"。这是一种由中东呼吸综合征冠状病毒（Middle East Respiratory Syndrome Coronavirus，简称 MERS-CoV）感染后引发的呼吸系统疾病，大多数 MERS 病毒感染病例发生在沙特。该病在沙特首次发现后，继而在中东其他国家及欧洲等地区蔓延。

2014 年 2 月爆发于西非的大规模埃博拉病毒（Ebola virus）疫情，是一种由丝状病毒引发的烈性传染病，截至 2014 年 12 月 2 日，世界卫生组织关于埃博拉疫情报告称，几内亚、利比里亚、塞拉利昂、马里、美国以及已结束疫情的尼日利亚、塞内加尔与西班牙累计出现埃博拉确诊、疑似和可能感染病例 17290 例。埃博拉病毒因其极高的致死率被世界卫生组织列为对人类危害最严重的病毒之一。

2015 年 5 月全球第一例寨卡病毒感染病例被确诊后，在拉丁美洲和加勒比海国家大肆流行，并在 18 个国家迅速蔓延，其中疫情最严重的是巴西，感染者多达 150 万人。

病毒无国界，重大传染性疾病是全人类的敌人。面对每一次疫情，各国疾病控制与预防机构的专业人员，都积极投入抗疫及相互援助工作。2003 年我国非典阻击战中包括中国内地和香港地区，加拿大、美国在内的 11 个国家和地区参与了这场战役。为防治 2009 年甲型 H1N1 流感在全球爆发，美国、英国、加拿大、中国等各国研究小组纷纷进行了甲型 H1N1 流感病毒的疫苗研制工作。2014 年爆发的西非埃博拉疫情，世界卫生组织、世界粮食计划署、联合国儿童基金会、欧盟和非盟等有关国际组织，以及中国、日本、美国和古巴等国家率先向西非埃博拉疫区国家提供了多批次的紧急公共卫生及人道主义援助。仅 2014~2015 年第一轮埃博拉疫情，全球就有数万名应对人员，科学家、研究人员、开发者、志愿者和众多药品及医疗物资生产商参与其中，聚集了近 4000 多名全球顶级医疗技术人员，全球 45 家实验室提供了研究支持。可以说，在全球化背景下，没有任何一个国家或地区能对任何一种传染病独善其身。应对无国界的病毒，同舟共济，守望相助才是抗疫正道。

人类只有一个地球，各国共处一个世界，鉴于世界各国人民交流日益频繁，合作日益加强，2012 年 11 月，习近平主席在中共十八大明确提出，要倡导"人类命运共同体"意识。习近平就任总书记后首次会见外国人士时表示，国际社会日益成为一个你中有我、我中有你的"命运共同体"，面对世界经济的复杂形势和全球性问题，任何国家都不可能独善其身。

"命运共同体"是中国政府反复强调的关于人类社会的新理念。当今世界面临着百年未有之大变局，政治多极化、经济全球化、文化多样化和社会信息化潮流不可逆转，各国间的联系和依存日益加深，但也面临着诸多共同挑战。粮食安全、资源短缺、气候变化、网络攻击、人口爆炸、环境污染、疾病流行、跨国犯罪等全球非传统安全问题层出不穷，对国际秩序和人类生存都构成了严峻挑战。不论人们身处何国、信仰如何、是否愿意，实际上已经处在一个命运共同体中。与此同时，一种以应对人类共同挑战为目的的全球价值观已开始形成，并逐步获得国际共识。

2017 年 1 月 18 日，习近平主席在联合国日内瓦总部演讲时提出问题：
"世界怎么了，我们怎么办？这是整个世界都在思考的问题，也是我在思考的
问题。"

世界怎么了？习近平主席说："人类正处在大发展大变革大调整时期。世
界多极化、经济全球化深入发展，社会信息化、文化多样化持续推进，新一
轮科技革命和产业革命正在孕育成长，各国相互联系、相互依存，全球命运
与共、休戚相关，和平力量的上升远远超过战争因素的增长，和平、发展、
合作、共赢的时代潮流更加强劲。"他还说："同时，人类也正处在一个挑战
层出不穷、风险日益增多的时代。世界经济增长乏力，金融危机阴云不散，
发展鸿沟日益突出，兵戎相见时有发生，冷战思维和强权政治阴魂不散，恐
怖主义、难民危机、重大传染病、气候变化等非传统安全威胁持续蔓延。"

我们怎么办？习近平主席说："让和平的薪火代代相传，让发展的动力源
源不断，让文明的光芒熠熠生辉，是各国人民的期待，也是我们这一代政治
家应有的担当。"接着，他掷地有声地说："中国的方案是：构建人类命运共
同体，实现共赢共享。"

人类命运共同体这一理念提出的依据是，尽管在这个世界里，各个国家
的历史文化不同、社会制度和意识形态不同，但在经济全球化的历史进程中，
各个国家在世界市场经济的推进中已经形成多层次的利益交汇点，并在此基
础上形成"你中有我、我中有你"的利益共同体；与此同时，人类在长期发
展进程中也已经形成了和平、发展、公平、正义、民主、自由等共同价值；
再加上信息化、数据化的迅猛推进，使世界日益成为一个紧密联系的地球村。
这一切，决定了世界上各个国家不仅有必要，而且有可能构建一个人类命运
共同体。

随着经济全球化和区域一体化的持续深化，重大传染病等非传统安全威
胁持续蔓延，也使得重大公共卫生问题成为全球面临的共同挑战，人类在疾
病面前必然是卫生健康命运共同体。特别是 2020 年新冠肺炎疫情爆发，人类
命运共同体的理念也得到了国际社会进一步的认同和升华。2020 年 3 月，在
人类命运共同体理念正式提出七周年之际，国家主席习近平就新冠肺炎疫情
分别向西班牙国王费利佩六世、塞尔维亚总统武契奇、德国总理默克尔、法
国总统马克龙致慰问电，代表中国政府和中国人民，向上述国家政府和人民
表示慰问，并在慰问电中发出"打造人类卫生健康共同体"的积极倡议，进
一步表达了中国携手国际社会抗击新冠肺炎疫情的重要主张。

2020 年 5 月，习近平主席在第 73 届世界卫生大会视频会议开幕式上发表

题为《团结合作战胜疫情共同构建人类卫生健康共同体》的致辞，致辞中说道：人类是命运共同体，团结合作是战胜疫情最有力的武器。中国始终秉持构建人类命运共同体理念，既对本国人民生命安全和身体健康负责，也对全球公共卫生事业尽责。同时呼吁携起手来，共同佑护各国人民生命和健康，共同佑护人类共同的地球家园，共同构建人类卫生健康共同体！

2020 年 6 月，习近平主席主持召开专家学者座谈会并发表重要讲话，指出这次疫情发生以来，我们秉持人类命运共同体理念，积极履行国际义务，密切同世界卫生组织和相关国家友好合作，主动同国际社会分享疫情和病毒信息、抗疫经验做法，向 100 多个国家和国际组织提供力所能及的物质和技术援助，体现了负责任大国的担当。我们要继续履行国际义务，发挥全球抗疫物资最大供应国作用，共同构建人类卫生健康共同体。

面对在全球肆虐的新冠肺炎疫情，中国在这次全球公共卫生危机中秉持人类命运共同体理念，本着公开、透明、负责任的态度，及时向世界卫生组织及相关国家通报疫情信息，第一时间发布病毒基因序列等信息，毫无保留地同各方分享防控和救治经验，尽己所能向 100 多个国家、地区和国际组织提供力所能及的物质和技术援助。同时，各国人民在这场突如其来的疫情中，勇敢抗疫，与时间赛跑、与病毒抗衡，互相守望相助，风雨同舟，凝心聚力，并肩筑起了共同抗疫的战线。实践告诉我们，病毒没有国界，疫病不分种族。面对疫情，各国应超越地域种族、历史文化乃至社会制度的不同，携手构建人类卫生健康共同体，共同维护好人类赖以生存的地球家园。

世界性传染性疾病一直是人类面临的巨大挑战，构建人类卫生健康共同体符合各国的共同利益，是民心所向，是大势所趋。

三、保障城市健康安全：韧性健康城市新思维

全球一体化进程中，随着各国或地区社会生产力的发展、科学技术的进步，以及产业结构的调整，社会形态由以农业为主的传统乡村型社会正在快速向以工业（第二产业）和服务业（第三产业）等非农产业为主的现代城市型社会转变，城市已成为人类生活的主要场所，城市公共健康安全也成为人们关注的焦点。在我国，2018 年底中国常住人口城镇化率已达到 59.58%，一大批新兴城市正在崛起。

进入 21 世纪，全球已先后经历了数次重大传染性疾病的流行，根据世界卫生组织在 2007 年发布的报告显示，自 1967 年以来，至少有几十种新的病原体被发现。这不仅给全球人民身体健康和生命安全带来严重危害，而且对

全球经济建设造成巨大影响。此类现象的背后，是全球经济快速发展，超大型城市不断涌现、城市功能高度密集和混合，交通设施高速发展，城市与城市之间的关系不断增强，使得城市也成为传染性疫情爆发最危险的地方，城市也被纳入各国疾病传播的主要传播节点和防疫重点。

城镇化过程带来的是居住的高密度和流动性，人与人之间的距离与空间相对狭小，密切与频繁的接触为传染性疾病提供了交互的机会，使大城市日益成为新的流行病和传染病的孵化器，以及传染病迅速传播的催化剂，并有可能引发突发公共卫生事件。

另一方面，快速的城镇化也可能侵犯和干扰以前未被开发的生态系统和野生动物栖息地。通过猎取野味及其在城市的交易，间接导致城市人与野生动物的接触，增加了野生动物中新型传染病的出现及其向人类传播的机会，这可能给城市公众的健康产生难以预料的影响。

面对疫情以及快速城镇化给城市规划带来的巨大挑战，人们开始冷静思考城市规划与公共健康的关系，聚焦如何建立城市公共健康安全，一种新的思维——"韧性健康城市"被提上日程。

韧性（Resilience）一词最早来源于拉丁语"resilio"，其本意是"回复到原始状态"。20世纪90年代，韧性首次作为一个术语被引入城市规划领域，世界各国开始关注如何让城市提升"在经历灾害后恢复正常"的能力。2005年，韧性城市联盟针对城市抵御灾害的能力提出了"韧性城市"一词，揭开了城市韧性研究的序幕。韧性理论应用于城市问题的研究有助于满足城市的有机秩序稳定、长期学习和长期适应等要求，使韧性城市的研究逐渐成为研究新兴城市的热点。

美国新奥尔良于2015年8月发布"韧性的奥尔良"行动计划，以韧性城市作为核心理念，总结卡特里娜飓风、经济大萧条，以及英国石油公司漏油等突发事件的应急经验，逐渐转变过去以防御为主的抗灾观念，先后出台多项法规政策提升城市治理能力。后飓风时代的新奥尔良城市规划者和管理者明确了城市的发展理念和方向，并付诸有效的实践行动，其在城市应急管理的成功经验值得全球借鉴。日本作为走在城市防灾减灾研究前列的国家，已经形成一套基于灾害风险评估的韧性城市建设体系，这大大减少了城市灾害带来的生命财产损失。目前，国内在经历汶川、玉树地震，南方洪涝台风和西南地质滑坡等大自然灾害后，也逐渐关注城市防灾减灾的韧性城市研究，但是仍处于起步阶段。城市韧性是一个城市内个人、社区、机构、行业及其所组成的系统，无论是经历突变性扰动还是缓慢性压力所具备的生存、适应

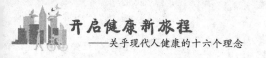

和发展能力。

具体到卫生健康领域，韧性则指一个城市区域遭受重大、突发公共卫生事件威胁之后为确保公共安全与健康受到的损害程度最小化所具备的预警、响应和恢复能力，它的特征是针对健康损害的抵御力、稳定性和恢复力。因此，借鉴国际上"韧性城市"理论和实践经验，结合中国城市公共卫生体系发展与应急管理工作实际需求，开展韧性健康城区的建设试点及疫情防控公共卫生体系建设管理规划是一项极具现实意义的创新与尝试。

根据韧性健康城市要求，城市规划应当正视城镇化过程中出现的新的公共健康隐患，将公共卫生和健康作为城市规划的核心考虑因素，通过公共健康安全导向的城市规划和公共治理，确立基于公共安全的新的城市发展理念，使城市规划成为改善城市公共卫生和减少传染病流行的有力工具。传统思维中，城市空间主要由住宅、街道，以及城市服务设施组成。从疫情传播角度看，住宅成为城市最安全的地方，医疗卫生机构是治疗场所，街道和其他公共设施成为疫情传播的危险空间。为了保障城市的健康，在城市规划中应该充分重视与设计足够的公共卫生健康设施并有效利用，以最大限度减少疾病传播，与此同时也最小限度地影响城市与乡村居民的正常生活。

在公共卫生治理体系能力建设方面，除了国家层面的治理体系，城市基层的治理体系和治理能力也不应被忽视。在此次新冠肺炎疫情防控中执行"属地管理、分级负责"政策，各级城市在"应急预警、科学决策、迅速响应、落实预案、专业化救援"等方面仍然存在明显不足，凸显了目前城市城区基层公共卫生治理体系的缺陷。韧性健康城市既要立足当前，科学精准打赢疫情防控阻击战，更要放眼长远，总结经验、吸取教训，针对疫情暴露出来的短板和不足，抓紧补短板、堵漏洞、强弱项，该坚持的坚持，该完善的完善，该落实的落实，该建立的建立。总之，需要完善重大疫情防控体制机制，健全国家公共卫生应急管理体系。

如何提高城市面对重大突发公共卫生事件等不确定性风险的响应能力、适应能力与恢复能力，是实现新型城镇化必然面对的现实问题。从城市防疫角度探讨韧性健康城市策略，有助于形成系统的防灾防疫思维，在国土空间规划、建设、治理中充分考虑各类安全风险因素，构建韧性健康城市公共安全运行体系，保障城市安全。

近年来，我国开始重视健康城市的建设。2015 年《国务院关于进一步加强爱国卫生运动的工作意见》中提出，健康城市是卫生城市的"升级版"。由于健康这一主题涉及多个领域，我国提出"融健康于万策"这一政策发展思路。最早于 1994 年在北京东城区与上海嘉定区开展健康城市试点建设工作，2001 年苏州成为中国第一个申报成功的健康城市，2007 年中国共计有 10 个城市进行健康城市试点。2016 年，我国提出《"健康中国 2030"规划纲要》，明确了将推进健康城市建设作为健康中国建设的抓手。

同在地球村，休戚相与共。新型冠状病毒等重大传染性疾病对世界各国城市的公共卫生都是一场巨大的考验，反映的是政府和城市的社会组织能力、经济发展水平、应急管理机制及国民防灾减灾意识等。在以习近平同志为核心的党中央坚强领导下，经过全国人民的共同奋斗，我们已经取得了抗击疫情的重大成果。全国"两会"的顺利召开，预示着中国已经扬起风帆再出发，在新的起点迈上新的伟大征程。我们一定要牢记"为中华民族谋复兴、为中国人民谋幸福"的初心和使命，不畏任何艰难险阻，团结一心，奋力拼搏，全面建成小康社会，阔步迈向健康中国的美好明天，在中华民族伟大复兴的长征路上书写更加壮丽的诗篇！

后　记

　　《开启健康新旅程——关乎现代人健康的十六个理念》是由深圳市健康产业发展促进会张备会长提议、深圳市健康产业发展促进会牵头编撰的健康相关科普读物，提出了十六大健康理念，引导大家重新审视我们的健康行为习惯。

　　从 2020 年 4 月初开始，我们对"现代健康理念"进行征集，收到协会会员企业提出的建议 119 条，网上收集相关口号 212 条，收到全国健康产业类专家建议 35 条。4 月下旬，先后组织 2 次专家论证会，最后确定 16 条健康理念为本书主要内容。本书编写团队集合了公共卫生、健康教育、预防保健与临床医疗的一流专家。该书的出版发行将全面宣传现代健康理念，既有理论层面探讨，又有实践层面指导，对提高全民的健康水平将起到积极作用。

　　本书在撰写过程中，受到很多领导、同志的关怀和指导，得到许多专家、学者的大力支持，凝聚了许多人的辛劳和智慧，没有他们的奉献和帮助，就没有本书的诞生。在此，向他们表示最衷心的感谢。感谢中央党校原副校长、中共中央直属机关侨联主席李君如，中国保健协会原理事长、中国卫生监督协会会长张凤楼，中国营养保健食品协会会长、原国家食品药品监督管理局副局长边振甲，深圳市健康产业类行业协会联合党委第一书记、原深圳市市场和质量监督管理委员会巡视员王夏娜，中国保健协会副理事长兼秘书长徐华锋，中国食品营养保健协会精准营养专业委员会执行主任委员、北京食品营养与人类健康高精尖创新中心平台首席科学家徐希平，哈佛大学医学院脂类医学与技术中心主任康景轩，广州中医药大学教授、佛山市中医院治未病中心副主任刘继洪，北京中医药大学国学院客座教授、儒释道医药研究所常务副所长王成亚，深圳市健康教育与促进中心主任兼书记韩铁光，中航健康时尚集团董事长王岚，深圳大学管理学院教授陈淑妮，中国老年保健医学研究会保健管理分会委员文正万，深圳市人民医院副院长王琦，北京爱稀客肺动脉高压罕见病关爱中心执行主任李融，中医学者、文化学者王皓宇，广州中医药大学教授、广东省中医药学会副会长金世明，世界自愈医学联合会创始人兼秘书长樊世斌，深圳市健康产业类行业协会联合党委书记、深圳市健康产业发展促进会执行会长黄鹤等，感谢他们在百忙之中的辛勤劳动。

我们特别感谢深圳市丹桂顺资产管理有限公司王成林董事长的大力支持。还要特别感谢深圳海王集团股份有限公司副总裁、深圳市全药网科技有限公司执行总裁胡恒芳，在百忙之中为本书作序，并参与全书的编辑工作。感谢深圳市健康产业发展促进会全体会员企业积极参与"现代健康理念"的征集，为本书提供思路。我们也感谢出版社的编辑们，对本书的内容、编排等做了大量建设性的指导和帮助。

我们希望，大家付出的努力，能够换来读者对本书的喜爱。

谨将此书献给热爱生活、追求健康的人们！